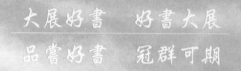

大展好書　好書大展
品嘗好書　冠群可期

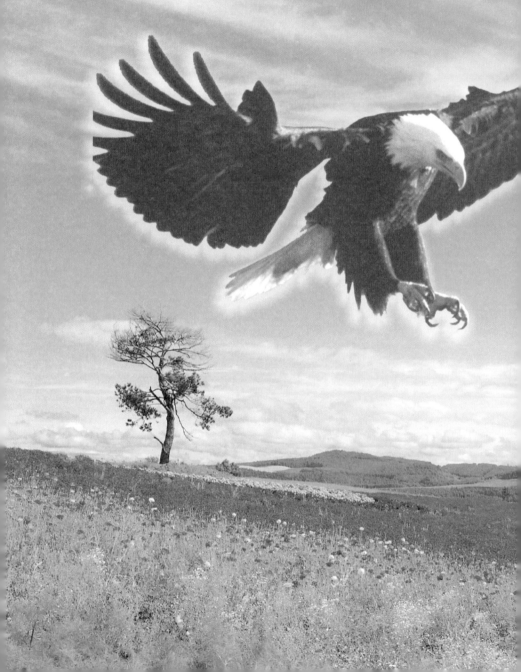

大展好書　好書大展
品嘗好書　冠群可期

傳統民俗療法 15

神奇 小針刀 療法

韋 丹、趙 焰 主編

品冠文化出版社

本書編委會

主　編：韋丹　　趙焰

副主編：周仲瑜　　羅惠平　　劉建忠

編　委：（按姓氏筆劃為序）
　　　　周仲瑜　　周晶　　韋丹
　　　　趙焰　　劉建忠　　鄭可梅
　　　　羅惠平

前　言

　　中國傳統醫學，浩如煙海，博大精深，歷史悠久，幾千年來，爲中華民族的健康事業，作出了巨大貢獻。中醫學這個偉大的寶庫，是由無數精妙絕倫，療效神奇的獨特療法所組成，我們稱之爲「中華自然療法」，它飽含了中華民族的文化、哲學和智慧。

　　隨著現代醫學的飛速發展，生物、物理、化學等諸多領域的成果，被運用到醫學臨床當中。但現代醫學也無時無刻不被一種現象所困擾，那就是，在各種療法治病的同時，也對人體產生了巨大的傷害和副作用，甚至於這種傷害和副作用，有時還大於治療作用。

　　每當我們在臨床上遇到這類問題的時候，就常常感歎中華傳統醫學之奇妙，讚歎我們的祖先所創立的中華自然療法爲人類的健康作出的巨大貢獻。因此，我們有責任將更多的中華自然療法介紹給讀者，以滿足廣大中華自然療法的愛好者和專業人士的需求，故特編寫了《傳統民俗療法》系列。

　　本系列叢書，包括《拔罐療法》、《艾灸療法》、《拍打療法》、《刀療法》、《貼敷療法》、《薰洗療法》、《耳穴療法》、《指針療

法》、《藥酒療法》、《藥茶療法》、《推拿療法》、《止痛療法》等。

　　本書的編寫分爲兩個部分。第一部分簡要介紹了各種療法的含義、起源、發展、原理、作用、種類、手法、操作、工具、步驟、部位、體位元、注意事項、適應症和禁忌症等等；第二部分介紹了各種療法治療各種病證的具體內容，以及各病證治療的實施圖譜。

　　本書得益於湖北科學技術出版社的大力支持和幫助，由湖北省中醫院趙焰主持編寫。特別邀請各專業臨床經驗豐富的專家周仲瑜、羅惠平、韋丹、劉建忠等，共同編寫完成。

　　由於水準有限，編寫時間倉促，書中難免會出現錯誤，懇望廣大同仁予以指正。

編者

目 錄

第一部分

小針刀療法簡介

一、什麼是小針刀療法

　　小針刀療法是將傳統的針刺療法與現代手術療法有機結合的一種閉合性的手術療法，其所使用的工具稱為小針刀。

　　小針刀外形似針灸的針，但其尖端有一狹窄的刀刃，可發揮針刺及刀切割的雙重功能。在骨傷科等醫學領域應用廣泛，是一種簡、便、廉、驗的新療法。

二、小針刀療法的起源和發展

　　小針刀療法的誕生，是人類治療疾病發展的必然結果。針刀工具的產生，則起源於一個偶然的事件。

　　1976 年，一位老人的手受傷後不能活動，就診於朱漢章醫生。朱漢章醫生經過詳細詢問病情檢查傷處後，考慮主要是掌筋膜、肌腱等組織損傷後與掌骨發生粘連所致。而針灸的治療顯然力不從心，常規的手術治療又會加重軟組織的粘連。於是他拿起了較粗的九號針頭，常規消毒之後，將針刺至骨面左右剝弄了幾下，不到半分鐘拔出針頭，然後趁老人不備，突然快速推壓患指，隨著「吱呀」一響，老人的手竟活動自如了。此後朱漢章醫生經過對骨傷科的一些常見病的臨床實踐，並對工具加以改造，把空心針頭改成實心，為使用的方便，針頭的根部改造成扁平的柄。從此第一把針刀產生了。

此後經過不斷的改進和大量的臨床應用，尤其是對骨刺及髕骨軟化等慢性軟組織損傷性疾病的治療，探討慢性軟組織損傷的病因病理及針刀的治療原理，逐漸形成了新的治療理論體系——小針刀療法。

　　小針刀療法的形成是一種新的診斷及治療思想的形成過程。理論上的逐步成熟和小針刀治療所達到的前所未有的效果，得到了全國、乃至世界同行的讚譽。從 1987 年始，小針刀療法迅速在全國範圍推廣開來，全國各省市先後開辦針刀醫學培訓班，培訓了 3 萬多名國內外醫務工作者。

　　小針刀療法得到了長足的發展，在全國各地取得了顯著的成績，不僅局限於慢性軟組織損傷和骨刺等疾病，對內、外、婦、兒等多種疾病的治療，都取得了顯著的成效。小針刀這一閉合性的手術療法，是中西醫學的結合，使病人不受開刀之苦，又能解除病痛，具有標本兼治的優勢，其神奇功效使成千上萬的頑固病例得以治癒。近年來，在各方面的專家及廣大醫務工作者的共同努力和不斷探索下，針刀療法正在為人民的健康作出貢獻。相信隨著對小針刀療法和各種疾病的病因病理的深入研究，針刀醫學將會得到不斷的完善和發展。

三、小針刀療法的治療原理和治療作用

　　小針刀的治療原理可概括為生物物理學方面的變化和生物化學方面的變化兩個方面。

1. 生物物理學方面的變化

小針刀是一種機械刺激，小針刀刺入病灶，將粘連的疤痕組織切開、剝離，根據生物電原理和壓電學原理分析，機械能可轉變為熱能，此熱能能擴張毛細血管，促進血液循環及淋巴循環，改善局部病變組織的營養供應，提高病變組織的新陳代謝能力，從而利於病變組織的恢復。

2. 生物化學方面的變化

小針刀對病灶的刺激，可使局部組織蛋白分解，末梢神經介質增加，產生血管神經的活性物質，降低致痛物質緩激肽和 5- 羥色胺等在血清中的含量，從而活躍組織功能，調整神經機能，達到鎮痛和治癒疾病的目的。

小針刀是一種獨特的醫療手術器械，其治療作用可包括針刺的作用和刀的切割、剝離作用。其作用可從生物力學和生理病理的角度來理解：

1. 組織間的鬆解、剝離作用

慢性軟組織損傷後，軟組織之間或肌肉、肌腱與骨之間發生粘連，限制了機體的相對運動，出現肢體功能障礙。

利用小針刀的治療，可以把粘連的部位切開，從而恢復軟組織間、軟組織與骨面之間的動態平衡。例如狹窄性腱鞘炎，小針刀由切斷狹窄的鞘環狀韌帶，

從而鬆解肌腱上的硬結，解除因狹窄引起的異常摩擦，使關節活動自如。對硬化組織則有軟化、鬆開粘連的作用，如膝關節強直的病人，髕骨被硬的組織固定，針刀刺入組織間切割、鬆解，使肌肉軟化，髕骨的活動度增大。

2. 消除高應力纖維作用

持續靜力作用，使大量膠原纖維緊張，如肌肉、韌帶的緊張和攣縮，牽拉刺激骨膜而產生骨刺，擠壓刺激周圍的血管神經如梨狀肌壓迫坐骨神經、頭上斜肌壓迫椎動脈，將這些高應力狀態的纖維鬆解，即可解除對骨面及神經血管的作用。

3. 恢復關節間力平衡作用

軟組織損傷後，關節周圍的力平衡失調，關節的相對位置發生改變，而周圍的結締組織按其固定位置生長，壓迫神經血管引起症狀。

治療時，除了要鬆解原發的高應力狀態的纖維外，還要鬆解關節周圍增生固定組織，從而消除骨與骨之間的應力作用，恢復關節間的正常位置。

4. 組織減壓作用

關節、肌肉、骨骼、滑囊等損傷後，其內壓增高，刺激擠壓相應的神經血管產生症狀，用針刀切開關節囊、滑囊，劃割筋膜，給骨頭鑽孔等，能改善血液循環，減少對神經末梢的刺激，阻斷壓力循環障

礙，達到減輕內壓，促進壞死組織吸收的作用。

5. 閉合性切割、矯正作用

小針刀治療為軟組織的矯形提供了便利的條件，如利用凹刃針刀或鉤刃針刀治療臀大肌攣縮症，不損傷正常組織，並無需麻醉，使患者髖關節的畸形運動得以矯正。

6. 閉合性截骨作用

針刀閉合截骨術治療骨幹骨折畸形癒合而有不良症狀者，可準確地在需要折斷的地方截斷，並保證周圍軟組織的完整性。

7. 破壞敏感神經的感受器，阻斷疼痛反射機制的作用

對疤痕組織、軟組織結節、肌肉、韌帶在骨面附著點損傷引起的疼痛，小針刀治療時除了使變性軟組織鬆開，減少對神經末梢的不良刺激，還能直接破壞異常敏感的神經感受器，阻斷疼痛反射弧達到止痛的目的。

8. 小針刀的針刺作用

小針刀用於治療具體疾病時，選取各種疾病的治療穴位，而發揮針刺的治療作用。

四、小針刀的規格和主要適用範圍

根據臨床的不同需要，針刀有各種型號和模式。按針刀的刀刃及針體形態不同，將針刀分為以下幾種類型：

1. I型齊平口針刀

根據尺寸不同，分為四種型號，分別記為 I 型 1 號，I 型 2 號，I 型 3 號，I 型 4 號，各型號的結構模型相同。（見圖1）

圖1　I型齊平口針刀

I 型 1 號針刀，針長 15 公分，針柄長 2 公分，針身長 12 公分，針頭長 1 公分，針柄為一扁平葫蘆形，針身為圓形，直徑 1 公釐，針頭為楔形，末端扁平帶刃，刀口線為 0.8 公釐，刀口線和刀柄在同一平面上，這樣由刀柄的方向可辨別刀口線的方向。

I 型 2 號針刀針身長度為 9 公分，I 型 3 號針刀針身長為 7 公分，I 型 4 號針刀針身長度為 4 公分。

I 型針刀適用於治療各種軟組織損傷和骨關節損傷，接通電生理線路，以及其他雜病的治療，是最常用的針刀器械。

2. Ⅱ型截骨針刀（小號）

全針長 12.5 公分，針柄長 2.5 公分，針身長 9公分，針頭長 1 公分，針柄為一梯形葫蘆狀，針身為圓形，直徑 3 公釐，針頭為楔形，末端扁平帶刃，刀口線為 0.8 公釐，刀口線與刀柄在同一平面上。（見圖 2）

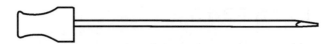

圖 2　Ⅱ型截骨針刀（小號）

適用於較小骨折畸形癒合鑿開折骨術和較小關節融合剝開術。

3. Ⅲ型截骨針刀（大號）

全針體長 15 公分，針柄長 3 公分，針身長 11 公分，針頭長 1 公分，結構模型同Ⅱ型。

適用於較大骨折畸形癒合鑿開折骨術和較大關節融合剝開術。

4. Ⅳ型斜口針刀

根據其尺寸長短不同，分為三種型號，分別記為Ⅳ型 1 號，Ⅳ型 2 號，Ⅳ型 3 號。（見圖 3）

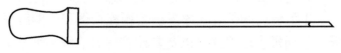

圖 3　Ⅳ型斜口針刀

Ⅳ型1號針刀，全長15公分，針柄長2公分，針身長12公分，針頭長1公分，針柄為一扁平葫蘆形，針身為圓柱形，直徑1公釐，針頭為楔形，末端扁平帶刃，刀口線為0.8公釐，刀口為斜口，刀口線與刀柄在同一平面上。

　　Ⅳ型2號針身長度為9公分，Ⅳ型3號針身長度為7公分。

　　適用於筋膜、骨膜、皮膚劃開術軟組織的減張，如關節囊、滑囊的劃割治療，及特殊部位軟組織的切割分離。根據病變部位的深淺選擇不同型號的針刀。

5. Ｖ型圓刃針刀

　　根據其尺寸長短不同，分為三種型號，分別記為Ｖ型1號，Ｖ型2號，Ｖ型3號。（見圖4）

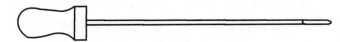

圖4　Ｖ型圓刃針刀

　　Ｖ型1號刀全長15公分，針柄長2公分，針身長12公分，針頭長1公分，針柄為一扁平葫蘆形，針身為圓柱形，直徑1公釐，針頭為楔形，末端扁平帶刃，刀口線為0.8公釐，刀口為月牙狀，刀口線與刀柄在同一平面上。

　　Ｖ型2號針刀針身長度為9公分，Ｖ型3號針身長度為7公分。適用於神經點彈、剝離骨膜、筋膜及其他壞死組織。

6. Ⅵ型凹刃針刀

根據尺寸不同分為三種型號，分別為Ⅵ型 1 號，Ⅵ型 2 號，Ⅵ型 3 號。（見圖 5）

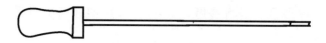

圖 5　Ⅵ型凹刃針刀

Ⅵ型 1 號刀全長 15 公分，針柄長 2 公分，針身長 12 公分，針頭長 1 公分，針柄為一扁平葫蘆形，針身為圓柱形，直徑 1 公釐，針頭為楔形，末端扁平帶刃，刀口線為 0.8 公釐，刀口為一反向凹入的刀刃，刀口線與刀柄在同一平面上。

適用於切開細小神經周圍攣縮筋膜及對懸浮狀的筋膜、韌帶或強度較高的肌纖維、肌腱的切斷治療，如腰三橫突綜合徵、狹窄性腱鞘炎、臀大肌攣縮症、小兒先天性肌性斜頸等。

7. Ⅶ劍鋒針刀

根據尺寸不同分為三種型號，分別記為Ⅶ型 1 號，Ⅶ型 2 號，Ⅶ型 3 號。（見圖 6）

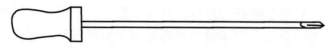

圖 6　Ⅶ型劍鋒針刀

VII型 1 號針刀全長 15 公分，針柄長 2 公分，針身長 12 公分，針頭長 1 公分，針柄為一扁平葫蘆形，針身為圓柱形，直徑 1 公釐，針頭為楔形，末端扁平帶刃，刀口線為 0.8 公釐，刀口為劍鋒口，形如寶劍，刀口線與刀柄在同一平面上。

VII型 2 號針刀針身長度為 9 公分，VII型 3 號針身長度為 7 公分。

適用於肌肉、筋膜、腱鞘點狀切痕鬆解術，如對棘間韌帶損傷的治療。

8. VIII型注射針刀

根據尺寸不同分為三種型號，分別記為VIII型 1 號，VIII型 2 號，VIII型 3 號。（見圖 7）

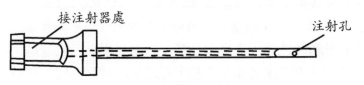

接注射器處　　　　　　　　　　　注射孔

圖 7　注射針刀剖面

VIII型 1 號針刀全長 15 公分，針柄長 2 公分，針身長 12 公分，針頭長 1 公分，針柄為一扁平葫蘆形，但有一個連接注射器的插孔，針身為圓柱形（內有一細孔，上連注射器的插孔，下連刀口 0.2 公分的小孔）直徑 1 公釐，針頭為楔形，末端扁平帶刃，刀口線為 0.8 公釐，刀口上 0.2 公分處有一孔和針柄上注射器插孔相通，同時要使刀口線與刀柄在同一平面上。

Ⅷ型 2 號針刀針身長度為 9 公分，Ⅷ型 3 號針身長度為 7 公分。適用於較大面積需要鬆解治療的疾病和某些針刀手術時的局部藥物注射，該針刀特點是針刀鬆解與藥物注射一次完成。

9. Ⅸ型鳥嘴刃針刀

根據尺寸不同分為三種型號，分別記為Ⅸ型 1 號，Ⅸ型 2 號，Ⅸ型 3 號。（見圖 8）

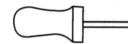

圖 8　Ⅸ型鳥嘴刃針刀

Ⅸ型 1 號針刀全長 15 公分，針柄長 2 公分，針身長 12 公分，針頭長 1 公分，針柄為一扁平葫蘆形，針身為圓柱形，直徑 1 公釐，針頭為楔形，末端扁平帶刃，刀口線為 0.8 公釐，刀口為鳥嘴形刃口，同時使刀口線與刀柄在同一平面上。

Ⅸ型 2 號針刀針身長度為 9 公分，Ⅸ型 3 號針身長度為 7 公分。適用於兩個相鄰組織平面分離的治療或體內囊狀病灶的切開。

10. Ⅹ型剪刀刃針刀

根據尺寸不同分為三種型號，分別記為 Ⅹ型 1 號，Ⅹ型 2 號，Ⅹ型 3 號。（見圖 9）

Ⅹ型 1 號針刀全長 14.5 公分，針柄長 2 公分，針

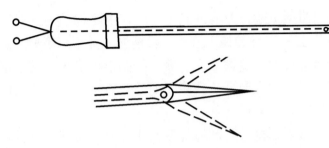

圖 9　Ｘ型剪刀刃針刀

身長 12 公分，針頭長 0.5 公分，針柄為一扁平葫蘆形，針身為圓柱形，直徑 1.2 公釐，針頭為楔形，末端扁平帶刃，刀口線為 0.8 公釐，刀口為剪刀形，由兩片可活動的剪刀刃構成，當剪刀刃張開時就是一個微型剪刀，閉合時其外觀與齊平口針刀相同，同時要使刀口線與刀柄在同一平面上。

　　Ｘ型 2 號針刀針身長度為 9 公分，Ｘ型 3 號針身長度為 4 公分。

　　適用於體內一些緊張肌纖維和緊張筋膜的剪斷鬆解治療及體內小瘤體的剝離。

11. XI型芒針刀

　　根據尺寸不同分為三種型號，分別記作XI型 1號，XI型 2 號，XI型 3 號。（見圖 10）

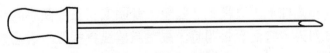

圖 10　XI型芒針刀

　　XI型1號針刀全長10公分，針柄長2公分，針身長7公分，針頭長1公分，針柄為一扁平葫蘆形，針身為圓柱形，直徑0.5公釐，針頭為楔形，末端扁平帶刃，刀口線為0.4公釐，刀口為齊平口，刀口線與刀柄在同一平面上。

　　XI型2號針刀針身長度為4公分，XI型3號針身長度為2公分。

　　適用於眼角膜及其他黏膜表面的治療和因電生理線路紊亂或短路引起的各種疾病。

12. XII型旋轉刃針刀

　　根據尺寸不同分為三種型號，分別記為XII型1號，XII型2號，XII型3號。（見圖11）

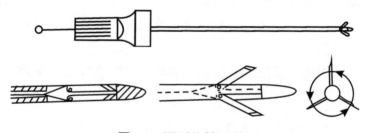

圖11　XII型旋轉刃針刀

　　XII型針刀全長14.5公分，針柄長2公分，針身長12公分，針頭長0.5公分，針柄為一扁平葫蘆形，針身為圓柱形，直徑1.2公釐，針頭處有三片微小的活頁刀刃，當活頁張開時，跟電風扇風頁相似，當活頁收回時，類似I型針刀，針頭為楔形，末端扁平帶

刃，刀口線為1公釐，刀口為齊平口，刀口線與刀柄在同一平面上。

XII型2號針刀針身長度為9公分，XII型3號針身長度為4公分。適用於各種因血管阻塞造成的疾病及其微小管道器官阻塞引起的疾病。

13. XIII型探針式針刀

根據其尺寸不同，分別記為XIII型1號，XIII型2號，XIII型3號。（見圖12）

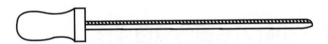

圖12　XIII型探針式針刀

XIII型1號針刀全長15公分，針柄長3公分，針身長10公分（針身一側帶刃），針頭長2公分，針頭為探針型，針柄為一扁平葫蘆形，針身為扁條狀，寬2公釐，一側厚0.8公釐，一側為刀刃，刀口線與刀柄在同一平面上。

XIII型2號針刀針身長度為7公分，XIII型3號針身長度為5公分。適用於人體內部部分瘤體和其他病變組織的摘除。

14. XIV型彎形針刀

根據尺寸不同，分為3種型號，分別記作XIV型1號，XIV型2號，XIV型3號。（見圖13）

圖 13　XIV型彎形針刀示意圖

XIV型 1 號型針刀全長 15 公分，針柄長 3 公分，針身長 10 公分（針身一側帶刃），針頭長 2 公分，為圓錐形，針柄為一扁平梭形，一側有刀刃，一側厚 0.8 公釐，上有針孔，針身為圓柱形，彎曲 180°。

XIV型 2 號針刀針身長度為 7 公分，XIV型 3 號針身長度為 5 公分。

五、小針刀治療的無菌操作

小針刀療法是一閉合性的手術治療，針刀多在肌肉深部、肌腱、骨膜，甚至關節腔內操作，因此，在治療過程中必須嚴格執行無菌操作規程。

1.手術環境　室內須用紫外線消毒無菌，室內清潔整齊，治療臺上的床單要經常換洗消毒。

2.器械消毒　針刀每次使用後，必須洗乾淨，在 75%酒精溶液中浸泡 30 分鐘以上，再經高壓蒸氣消毒。術時配合使用的所有器械（如錘子、外固定器、手套、穿刺針、洞巾、紗布等）均需高壓蒸氣消毒。每個針刀只能在一個治療點使用，不可一個針刀做完一點再繼續使用，以防不同部位交叉感染。

3.洗手　醫生、護士在術前必須洗手，用洗刷沾肥皂水交替刷洗雙手，特別注意指甲緣、指甲縫處，

後用清水洗淨，再將雙手置於千分之一的新潔爾滅溶液中浸泡 5 分鐘，然後再用碘酒棉球洗擦全手。

4. **術野皮膚消毒** 選好進針點，作一記號，用 2% 碘酒棉球以術點為中心逐步向外圍塗擦，然後用 75% 酒精以同樣方法脫碘兩次。之後鋪上無菌洞巾，使進針點正對洞巾的洞口中間。

5. 術時醫生和護士應穿乾淨的白大褂，戴消毒的口罩、帽子，醫生要戴無菌手套。術中遞送針刀等手術用具時，均應嚴格按照無菌操作規程，不可在術者身後遞送手術用具。參觀者應避免距離太近及來回走動，以減少污染機會。

6. 術畢，針孔立即覆以無菌紗布，用膠布固定，囑病人 3 日內不可在針孔處清洗，並常規服用抗生素 3 天，以防止感染。

7. 如針刀做閉合性骨折時，完全按骨外科手術常規進行。

六、小針刀的四步進針規程

1.**定點** 詳細詢問病史，認真檢查確定病變部位，弄清該處的解剖結構。在進針點作一記號，局部常規消毒，鋪上無菌洞巾。

2.**定向** 針刀刀刃寬 0.8 公分，為避免損傷，刀口線應與大血管、神經、肌肉纖維走向平行。

3.**加壓分離** 在完成第二步後，右手拇、食指捏住針柄，其餘三指托住針體，稍加壓力，不使刺破皮

膚，在進針點處形成一長形凹陷，刀口線與重要的血管神經以及肌肉纖維走向平行。這樣血管神經會被分離在刀刃兩側。

4.刺入　當繼續加壓時，感到一種堅硬感時，說明刀口下皮膚被推擠到接近骨質，稍一加壓，即可穿過皮膚。此時進針點處凹陷基本消失，神經血管即膨起在針體兩側。此時可根據病情需要施行手術。

七、小針刀的手術方法

小針刀臨床操作方法較為複雜，根據病情的不同，其操作方法各異，目前常用的有23種操作方法，具體如下：

1. 縱行疏通剝離法

粘連疤痕病變發生在肌腱、韌帶附著點，治療時，將刀口線和肌肉韌帶走向平行刺入患處，當刀口接觸骨面時，按刀口線方向疏剝，並可按粘連、疤痕的面積，分幾條線疏剝。不可橫行剝離。（見圖14）

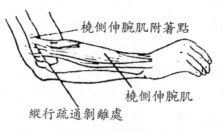

橈側伸腕肌附著點

橈側伸腕肌

縱行疏通剝離處

圖14　針刀縱行剝離手術圖示

2. 横行剝離法

當肌肉與韌帶和骨發生粘連，肌肉、韌帶收縮或拉長時會因與骨面的粘連面受牽拉或刺激而引起疼痛。治療時將刀口線和肌肉或韌帶走行方向平行刺入患處，當刀口接觸骨面時，作和肌肉或韌帶走行方向垂直鏟剝，將肌肉或韌帶從骨面鏟走，當覺得針下有鬆動感時，即出針。（見圖15）

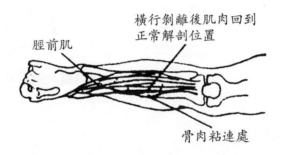

脛前肌

横行剝離後肌肉回到正常解剖位置

骨肉粘連處

圖15　針刀橫行剝離手術圖示

3. 切開剝離法

當幾種軟組織損傷後互相粘連結為疤痕，或血腫機化後形成包塊，或軟組織變硬形成條索等，治療時將刀口線與肌肉或韌帶走行方向平行，針體垂直結疤部位刺入患處，將互相間的粘連與疤痕組織切開。（見圖16）

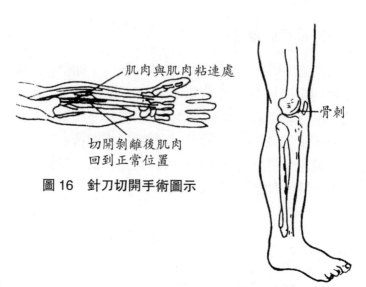

圖16　針刀切開手術圖示

圖17　針刀鏟磨削平手術圖示

4.鏟磨削平法

　　當骨或關節的邊緣有骨刺生成，治療時應將刀口線和骨刺的縱軸垂直，針體垂直骨面刺入，刀刃接觸骨刺後，將骨刺尖部或銳邊鏟去削平。（見圖17）

5.瘢痕刮除法

　　瘢痕如在腱鞘壁上、骨面上、肌腹上、肌腱上，可用小針刀將其刮除。刀口線與軟組織的纖維方向一致，針體垂直患部平面刺入疤痕組織，針刀沿軟組織的縱軸方向切幾刀，縱軸疏剝二三次，刀下有柔韌感時，說明疤痕組織已碎，出針。（見圖18）

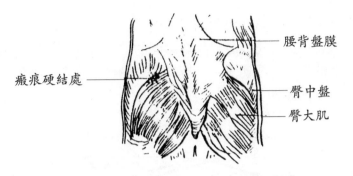

圖 18 　針刀刮除瘢痕手術圖示

瘢痕硬結處

腰背盤膜

臀中盤

臀大肌

6.骨痂鑿開法

當骨幹骨折畸形癒合，有功能障礙者，可用小針刀穿鑿數孔，將其手法折斷再行復位。（見圖19）

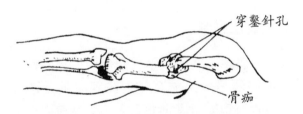

穿鑿針孔

骨痂

圖 19 　針刀骨痂鑿開法示意圖

7. 通透剝離法

對範圍較大的粘連板結的病變組織，無法進行逐點剝離，可在板結處選取數點進針，進針點都選在肌肉和肌肉、或其他軟組織相鄰的間隙處，當針接觸骨

面時，除軟組織在骨面的附著點外，都將軟組織從骨面鏟起，並儘可能將軟組織之間的粘連剝開來，軟組織間的疤痕也要切開，使板結處變鬆軟以達到治療目的。（見圖20）

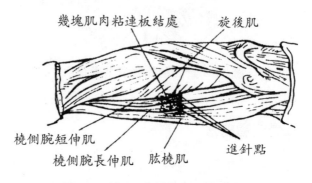

幾塊肌肉粘連板結處　　旋後肌

橈側腕短伸肌

橈側腕長伸肌　　肱橈肌

進針點

圖20　針刀刮除瘢痕手術圖示

8. 切割肌纖維法

因部分肌纖維過於緊張或痙攣而引起的頑固性疼痛及功能障礙等，治療時將刀口線與肌纖維方向一致，針體垂直病變組織平面刺入，刺達病變部位後，將刀口線調轉90°，切斷少量的緊張或痙攣的肌纖維而使症狀立解。（見圖21）

9. 關節內骨折復位法

當關節內發生骨折，骨折片脫離骨折線或游離於關節周圍和關節腔內時，用Ⅰ型針刀經皮刺達骨折片的背面，用骨錘輕敲針刀柄頂端，使刀鋒入骨折處，

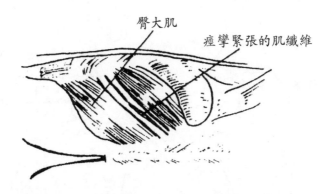

臀大肌

痙攣緊張的肌纖維

圖 21　針刀切割肌纖維法示意圖（臀大肌痙攣）

這時針刀和骨折片穩定地連在一起，此時術者利用針刀可將骨折片任意移動，在 X 光下，將骨折片準確地對到骨折線上，達到解剖對位時，用骨鎚輕敲針柄頂端，讓刀鋒穿過骨折線，將骨折片固定於斷端。

　　然後再打入一根 I 型針刀，並穿過骨折線，使之與以上針刀相交叉，這樣骨折片就被牢固地固定於斷端，然後用無菌紗布將針孔處針刀包紮緊，用膠布固定。（見圖 22）

10. 血管疏通法

　　此法適用於各種因血管阻塞造成的疾病。用 XII 型旋轉刃針刀，將旋刃收緊在刃槽內，在被阻塞的血管上游（血流向阻塞的血管流來的部位）刺入血管，然後轉向被阻塞的部位，將旋刃張開，使之緊貼血管內壁，輕輕地使旋刃旋轉，並將針體沿血管內向前推進，直到阻塞被疏通為止，然後將旋刃收緊在刃槽

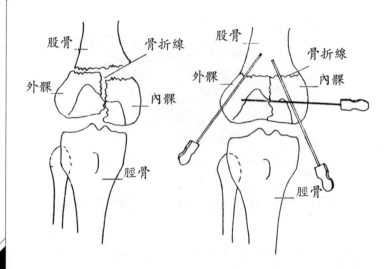

A　股骨髁骨折針刀術前　　B　股骨髁骨折針刀術後

圖22　針刀關節內骨折復位法示意圖

內，拔出針刀，壓迫針孔 3～5 分鐘，用無菌紗布覆蓋，膠布包紮。（見圖23）

11. 劃痕切開法

　　本法用於眼角膜和其他黏膜表面的治療。首先確定切開的部位、方向、長短，用XI芒針刀在所確定的部位上劃一條線，然後用手法將膜的內容物向劃線部位推頂、擠壓，這些膜就會被切開，而不會損傷健康組織。（見圖24）

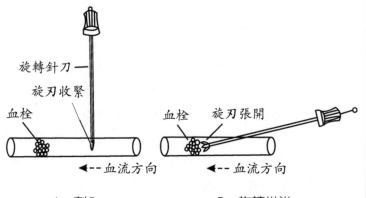

A　刺入

B　旋轉推進

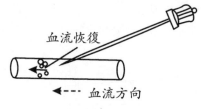

C　旋刃收緊後出針

圖23　針刀血管疏通法示意圖

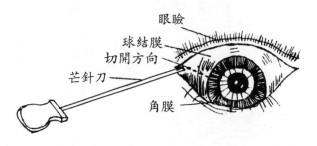

圖24　針刀劃痕切開法示意圖

12. 剪斷鬆解剝離法

適用於緊張的肌纖維和筋膜的剪斷鬆解治療及體內小瘤體的剝離。用 X 型剪刀刃針刀，將剪刀刃收緊閉合，經皮刺入人體，刀鋒到達需剪斷或剝離的部位，再將剪刀刃輕輕張開，慢慢剪斷緊張的組織，達到治療目的。然後將剪刀收緊、閉合，拔出針刀，無菌紗布覆蓋針孔，膠布固定。（見圖 25）

13. 平面鬆解剝離法

適用於兩個相鄰組織平面分離的治療。用IX型鳥嘴刃針刀，刺入平面組織的深部，令刀刃與病變組織

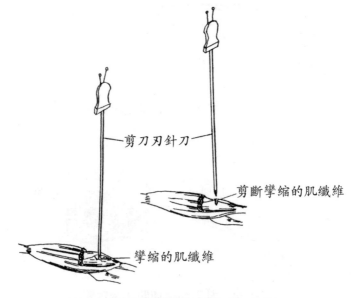

剪刀刃針刀

剪斷攣縮的肌纖維

攣縮的肌纖維

圖 25　針刀剪斷鬆解剝離法示意圖

平面平行，擺動針柄，使刀刃在淺層組織的深部運動，也可將刀旋轉180°和平面平行，使刀刃在平面淺層組織的深面向相反方向運動，直至兩個相鄰平面組織的病變部位全面分離為止。（見圖26）

14. 注射鬆解剝離法

適用於較大面積需要鬆解治療的疾病。用注射針刀刺入需治療的部位進行小面積鬆解剝離，然後接上備有30～50ml生理鹽水的注射器，將生理鹽水注入病變部位後拔出針刀，以無菌紗布覆蓋針孔。此時治療部位有一個隆起，立即用手法按摩之，利用液體的高壓狀態使病變部位得到充分的鬆解。此法也用於針刀鬆解術後局部需要注射藥物者。（見圖27）

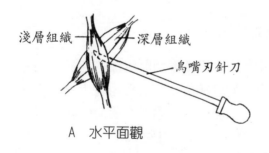

A　水平面觀

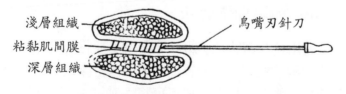

B　縱觀

圖26　針刀平面鬆解剝離法示意圖

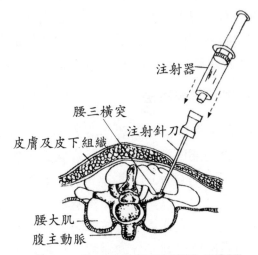

注射器

腰三橫突

皮膚及皮下組織

注射針刀

腰大肌

腹主動脈

圖27　針刀注射鬆解剝離法示意圖

15.切痕鬆解法

適用於較大病變組織需切開治療的疾病。用劍鋒針刀經皮刺達病變組織後，在病變組織上切開數點，即可拔出針刀。或體表皮膚攣縮緊張時，在緊張的皮膚上橫行切開數點即可。（見圖28）

16. 周圍鬆解剝離法

適用於條索狀細小組織病變但不能將其全部切斷時的治療。用凹刃針刀經皮刺達病變組織後，刀口線和病變組織垂直切開，但不可將病變組織完全切斷。這樣的治療結果就是將條索狀病變的細小組織周圍切開，而中心部位仍然保持完好。（見圖29）

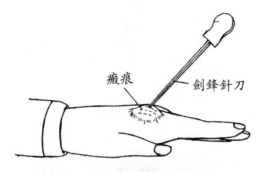

圖 28　針刀切痕鬆解示意圖

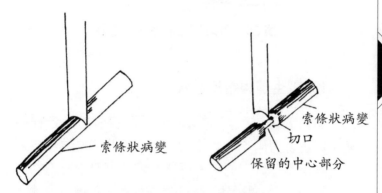

索條狀病變

索條狀病變
切口
保留的中心部分

圖 29　針刀周圍鬆解剝離法示意圖

17. 打孔疏通法

　　適用於人體內局部組織嚴重缺血、循環障礙造成的疾病。用圓刃針刀經皮刺達病變組織，使刀口線儘量和纖維組織平行，在不同部位垂直刺入病變組織幾針或十幾針，每一針都沿纖維方向小幅度平行擺動。（見圖 30）

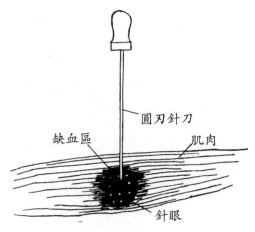

圖 30　針刀打孔疏通法示意圖

18. 電生理線路接通法

適用於因電生理線路紊亂或短路引起的各種病變。用芒針刀兩支從病變的電生理線路的兩端經皮刺入，讓兩支芒針刀的刀刃反覆接觸（務使兩針刀在同一直線上），一般選擇 2～3 條這樣的直線進行上述操作，操作完畢出針。（見圖 31）

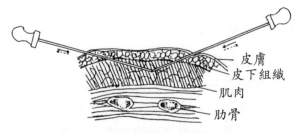

圖 31　針刀電生理線路接通法示意圖

19. 點彈神經法

　　適用於某一神經控制區域的大面積病變和長距離病變以及一些內臟病的治療。用圓刃針刀在某一神經上使刀口線和神經的縱軸平行刺入，直達神經表面，然後調轉刀口線，與此神經縱軸呈 90°，用刀刃在神經上頻頻點彈，此時病人會有電流沿神經流動的感覺。操作中注意不可損傷神經。（見圖 32）

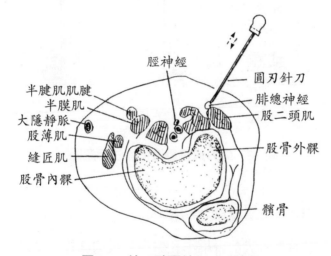

脛神經
圓刃針刀
腓總神經
股二頭肌
半腱肌肌腱
半膜肌
大隱靜脈
股薄肌
縫匠肌
股骨內髁
股骨外髁
髕骨

圖 32　針刀點彈神經法示意圖

20. 病變組織摘除法

　　適用於人體內部分瘤體和其他病變組織的摘除。用探針式針刀探明病變組織的所在部位，用探頭經皮刺入或進入需切割部位的平面，當探頭穿過病變組織

後，探針式針刀的側方刃口則全部進入病變組織，此時將探針式針刀拉鋸式往返抽動，輕輕沿切割平面切開病變組織，然後將針刀旋轉 180°。同樣方法將病變組織的另一側切開，使之離開人體。（見圖 33）

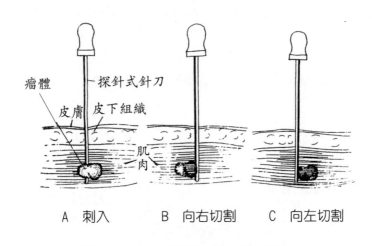

瘤體　　探針式針刀
皮膚　皮下組織
　　　　　　肌肉

A　刺入　　　B　向右切割　　　C　向左切割

圖 33　針刀病變組織摘除法示意圖

21. 病變組織體外切除法

在彎形針刀的針柄小孔處穿一長的絲線，用彎形針刀經皮或人體的管腔（如口腔、鼻腔、耳道、肛門、陰道、尿道等）刺入病變組織，用彎型針刀將絲線的另一端帶出，將病變組織結紮，拉出體外切除。（見圖 34）

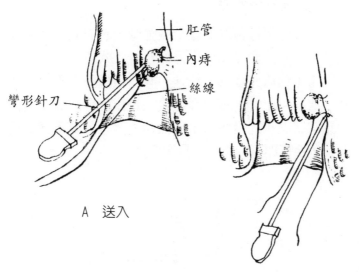

肛管
內痔
絲線
彎形針刀

A 送入

B 釣出

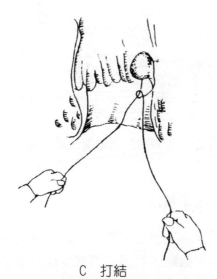

C 打結

圖34 針刀病變組織體外切除法示意圖

22. 減弱電流量法

當電生理線路的電流量過強時，針刀刺入電生理線路上一點或數點（此點最好在針灸穴位上），使刀刃與電生理線路垂直，快速、有力地擺動刀刃數次或數十次即可出針，電生理線路上電流就會減弱而恢復到正常狀態（此是將電生理線路上部分金屬元素鏈銨斷），疾病即可治癒。（見圖35）

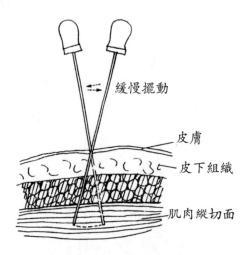

緩慢擺動

皮膚

皮下組織

肌肉縱切面

圖35　針刀增強電流量法示意圖

23. 增強電流量法

當電生理線路上的電流量減弱時，針刀刺入電生理線路上一點或數點，使刀刃與電生理線路平行，輕輕地擺動刀刃數次或數十次即可出針（此是將電生理

線路上部分離斷的金屬元素鏈又重新聯接起來），電生理線路上電流量就會增強，而恢復到正常狀態，疾病也就會治癒。（見圖36）

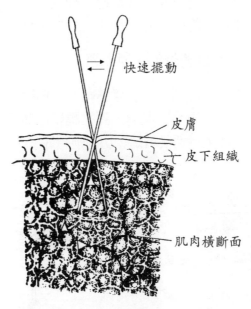

快速擺動

皮膚

皮下組織

肌肉橫斷面

圖36　針刀減弱電流量法示意圖

八、小針刀的手術入路

　　小針刀是一閉合性的手術，其入路的難度相對較大，因此要求術者必須對疾病的病變部位精確定位，這種定位包括平面定位及立體定位。以此為前提，選擇精確科學的手術入路，才能保證安全有效的手術治療。以下主要介紹骨傷科疾病的手術入路方法：

1. 一般手術入路

主要是用於慢性軟組織疾患的治療。定點、定向、加壓分離、刺入這四步規程是普遍使用的手術入路方法，這一方法可有效地避開神經、血管和避免損傷健康組織，將針刀刺入體內。（見圖 37）

2. 治療腱鞘炎的手術入路

按上述方法刺入，刺穿腱鞘的外側壁（離骨遠側的腱鞘壁），再穿過肌腱，到達腱鞘內側壁，即可施行手術。如縱行剝離粘黏，切開硬結等。（見圖 38）

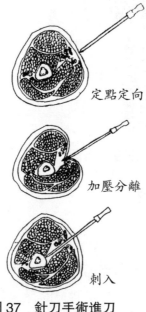

定點定向

加壓分離

刺入

圖 37　針刀手術進刀
　　　 方法示意圖

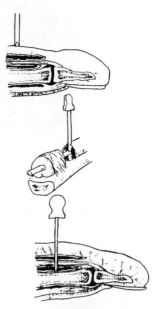

圖 38　治療腱鞘疾患手術
　　　 入路圖

3. 治療深層組織的手術入路

首先要找準深層組織的體表投影，然後找準病變部位及該處的解剖層次，以淺層組織為依據，按手術入路 1 的方法刺入，到達病變部位後，掉轉刀鋒，使刀口線與病變部位的神經、血管或肌肉組織走向平行，再進行各種治療。（見圖 39）

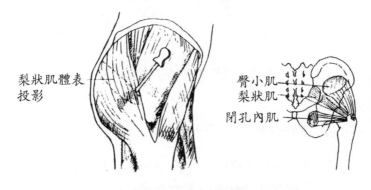

梨狀肌體表投影

臀小肌
梨狀肌
閉孔內肌

圖 39　治療深層組織按體表投影手術入路圖

4. 按骨突標誌的手術入路

骨性標誌是在體表可觸知的骨性突起，骨突一般都是肌肉和韌帶的起止點，也是慢性軟組織損傷的好發部位，如骨突周圍的滑囊病變，根據滑囊的立體定位，先按手術入路 1 的方法刺入，穿過滑囊，刀鋒到達滑囊對側的內側壁就是靠近骨的一側滑囊的內壁進行十字型切開。（見圖 40）

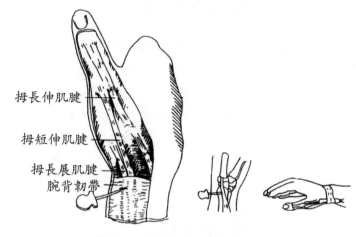

圖40　按骨突標誌手術入路圖

5. 按肋骨標誌手術入路

治療胸背部疾病時，可以肋骨為依據。如治療胸部的慢性軟組織損傷疾病不在肋骨表面以上，而在肋骨之上下緣時，讓刀鋒先刺到病變部位最靠近肋骨上或肋骨邊緣，然後再移動刀鋒到病變部位。這樣術者心中有數，不致使刀失控而刺入胸腔。（見圖41）

6. 以橫突為依據的手術入路

治療脊柱兩側，如頸胸腰部慢性軟組織損傷時，以橫突為依據。先按手術入路1的方法刺入，當刀鋒刺達橫突後，再動刀鋒至病變組織部位進行治療。脊柱附近的軟組織損傷疾病的手術入路，都從背側，不可從前側入路。（見圖42）

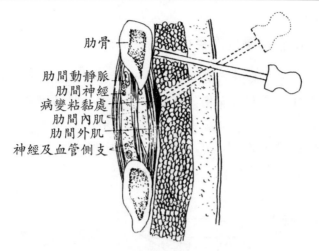

肋骨 ———

肋間動靜脈 —
肋間神經 —
病變粘黏處 —
肋間內肌 —
肋間外肌 —
神經及血管側支 —

圖 41　按肋骨標誌進刀圖

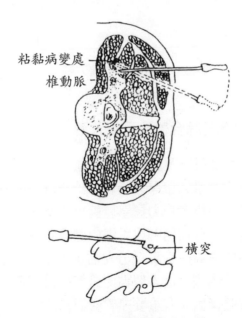

粘黏病變處 —
椎動脈 —

———橫突

圖 42　按橫突標誌進刀圖

7. 按組織層次手術入路

　　病灶在多層組織間，應分清組織層次，不斷掉轉刀口線，使刀口線和各層的神經血管、肌纖維平行，逐層深入，直至到達病變部位。治療中勿使刀鋒穿過病變組織，否則手術不能施行到病變組織，輕則無效，重則後果嚴重。（見圖 43）

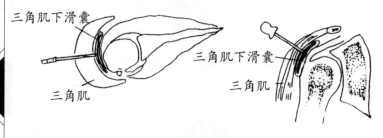

圖43　按組織層次進刀圖

8. 治療腕管綜合徵的手術入路

　　腕管有九條肌腱及神經和動靜脈通過，掌面有橫韌帶覆蓋，且腕橫韌帶厚而堅韌。治療時需採取特殊的入路方法，令患者用力握拳屈腕，腕部有三條肌腱隆起，沿著橈側和尺側腕屈肌腱內側緣和遠側腕橫紋的兩個交點向遠端移 2.5 公分左右，正是腕橫韌帶遠側邊緣兩端的內側，這 4 個點即是腕橫紋韌帶上的施術部位，又是深面沒有重要血管神經的位置。這樣刺入皮膚就達腕橫韌帶兩側的施術部位。（見圖 44）

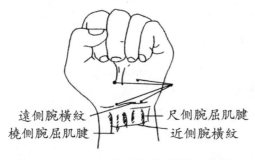

遠側腕橫紋
橈側腕屈肌腱
尺側腕屈肌腱
近側腕橫紋

圖44 治療腕管綜合徵示意圖

9. 手法推開淺組織，直接進入深層的手術入路

用於治療肱橈關節滑囊炎。因肱橈關節滑囊位於肱橈肌上端的深面，其深層有諸多神經血管。為了治療安全，用手法將肱橈肌扳開，用左手拇指下壓，將深層的神經血管分開，推擠到兩側，刀鋒緊貼左手拇指甲刺入（刀口線與指甲面平行），刀鋒穿過皮膚到肱二頭肌止腱，再穿過肱二頭肌止腱至肱橈關節滑囊，即行手術。（見圖45）

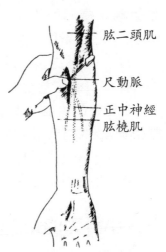

肱二頭肌
尺動脈
正中神經
肱橈肌

圖45 推開淺層組織進入深層的手術入路方法

10. 閉合性截骨的手術入路

治療陳舊性骨折的畸形癒合，也有特殊的手術入

路方法。從皮膚到達骨面，按手術入路 1 刺入，到達骨面以後，採取一點三孔的手術入路方法，在皮膚上只有一個點，在骨質內穿三至五道孔，孔數多少視骨直徑大小而定。此方法可避免損傷軟組織結構，並最大限度地保證軟組織結構形態的完

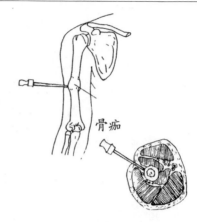

圖46 針刀閉合性截骨手術入路方法

整，有利於重新復位後的功能恢復。（見圖46）

以上10種方法是最重要、最基本的手術入路方法。操作中須注意兩個角度問題：一是刀口線和神經、血管、肌纖維、肢體的縱軸之間的夾角；二是針體和施術部位體表或骨平面的夾角。

另外，在施術過程中要根據方位變換刀口線和針體的角度，否則易導致手術的失敗。

九、小針刀的持針方法

小針刀的持針方法正確與否，關係到針刀操作的準確與否。下面介紹常規的持針方法。

用術者的拇指和食指捏住針柄，以控制刀口線的方向。中指托住針體，置於針體的中上部位，如果把針體作為一個槓杆，中指就是槓杆的支點，便於術者

根據治療需要改變進針角度。無名指和小指置於施術部位的皮膚上，作為針體刺入時的支撐點，以控制針刺的深度，在針刀刺入皮膚的瞬間，無名指、小指的支撐力和拇、食指的刺入力的方向是相反的，以防止針刀因慣力刺入過深。

使用長型號針刀時，其基本持針方法與前者相同，只是要用在特殊情況，治療特殊部位的病變時，持針方法也應有改變。如管腔內或體表皮膚上操作時，應用旋轉針刀、鳥嘴舌針刀、剪刀刃針刀等，採取持筆式、持刀式、兩手配合式等持刀方法。

因此，掌握正確的持針方法，既能掌握針刀的方向性，又便於轉動方向及控制刺入的深度。

十、小針刀治療的適應症和禁忌症

(一)適應症

小針刀療法的適應症廣泛，涉及到內、外、婦、兒等諸多學科範圍，主要有以下方面。

1. 頑固性的痛點

各種原因造成軀幹肢體的慢性軟組織損傷，軟組織的粘連、攣縮致病變組織局部出現結節、條索、瘢痕及堵塞，使機體的功能活動障礙，並且在粘連點出現頑固性的痛點。主要包括外傷性軟組織粘連和病理性軟組織損傷性粘連。針刀透過鬆解其粘連而達到消

除疼痛的目的。

2. 骨質增生

骨質增生是由於肌肉、韌帶緊張攣縮引起關節或肌肉的應力增高所致。針刀治療使關節周圍軟組織的力狀態得到平衡，然後運用手法，使關節內的壓應力恢復平衡，從而使病情得到根本性的治療。

3. 滑囊炎

滑囊受到急慢性損傷後，會出現滑囊的腫脹、發炎，表現為酸、脹、疼痛及功能障礙。應用針刀閉合性將滑囊從深面十字切開，術後迅速用手指將滑液囊壓扁，使增生的滑液得以疏導，達到減壓、消腫、止痛的作用。

4. 腱鞘炎

針刀對於急慢性腱鞘炎都有較好療效，對狹窄性腱鞘炎、蹠管綜合徵、腕管綜合徵等有獨特療效。

5. 損傷後遺症

四肢、軀幹的急性損傷後或手術（關節附近的切開手術）後殘留的功能障礙或肌肉萎縮。以針刀施行閉合性鬆解術，療效理想。

6. 骨化性肌炎初期（包括肌肉韌帶鈣化）

骨化性肌炎是由肌肉和韌帶拉應力過高引起，影

響人體的正常功能。

針刀治療應在骨化還未完全硬化之前，肌肉尚有彈性時進行。一般療程 60 天左右。

7. 肌肉韌帶病變

針刀治療肌肉和韌帶積累性損傷性或外傷性的肌攣縮、肌緊張，一般收效良好。

8. 骨幹骨折畸形癒合

針刀對於本症，可以完成定位閉合性截骨過程，周圍組織損傷小，利於骨折的癒合。

9. 關節內骨折

針刀治療關節內骨折，可以避免關節功能障礙等後遺症，具有特殊療效。

10. 部分慢性內科疾病

針刀醫學對於部分慢性內科疾病的病因病理有了全新的認識，如慢性支氣管炎、功能性心臟病、淺表性胃炎、糖尿病、慢性胰腺炎、慢性結腸炎、慢性腎炎、慢性膀胱炎等，不僅從根本上治癒，而且速度快，一般針刀治療 1～2 次即可。

11. 肛腸科疾病

用針刀治療，不需外科手術，即可將內、外痔核消除。

12. 部分皮膚病

針刀對部分皮膚病的療效顯著，如雞眼、痤瘡、慢性蕁麻疹、白癜風、頑癬等。

13. 部分婦科病

針刀治療痛經、慢性盆腔炎、卵巢囊腫、月經不調等，取得了很好療效。

14. 整形外科

如矯正部分五官不正、消除皺紋、矯正小兒 O 型腿，K 型腿，X 型腿及成人肢體畸形等。

15. 對部分內分泌性疾病及感染性疾病

針刀治療已取得一定療效，有待進一步深入研究。

（二）禁忌症

1. 一切嚴重內臟疾病的發作期。

2. 施術部位有皮膚感染、肌肉壞死或深部有膿腫者。

3. 施術部位有重要的神經血管或重要臟器難以避開者。

4. 有出血傾向或凝血功能障礙者。

5. 體質極度虛弱、血壓較高、晚期癌症病患者。

6. 嚴重的骨質疏鬆症、骨結核病患者。

7. 婦女經期、妊娠期□對腰骶部、腹部及敏感部

位不宜針刀治療。

十一、小針刀手術時的針感

小針刀按四步規程進入皮膚後，病變在淺表部位，深度達到病變部位即可，若病變在較深部位或肌肉肥厚處，針刀須繼續向深部刺入，此時須靠針感來摸索進針。因此，掌握針感對手術的準確性和安全性極為重要。

刀口所碰到的組織，若在組織間隙，病人可訴沒有任何感覺；若碰到血管，刺到正常肌肉，病人可訴疼痛，碰到神經，病人有麻木、觸電感時，應及時輕提刀鋒，稍移刀鋒1～2公釐，繼續進針，直至病變部位。到達病變部位，病人訴有酸脹感，沒有疼痛或麻木、觸電感。

所以，在治療過程中，酸、脹感是正常針感，疼痛、麻木、觸電感是異常感覺。如遇有異常針感，應及時轉換刀口方向，或酌情調整手術；沒有感覺，說明針刀在組織間隙，沒有達到病變部位，一般也不要進行鬆解、剝離、切開術，同時要注意不少病變組織變性嚴重，已失去知覺，在進針及手術時病人都沒有感覺。

十二、小針刀治療體位的選擇

在臨床操作過程中，病人的體位亦很重要。選擇正確的治療體位，有利於正確的定點定位，保證手術

的正常順利，防止意外的發生。針刀治療多在肌腱、筋膜、神經、血管之間或重要臟器及大的神經血管周圍進行，其部位較深。體位不同，病灶在體表的投影就有差異，針刀治療時，進針的部位也相應發生變化。如果按照原來選定的治療標誌點和確定的進針方向進行操作，針刀就可能達不到治療部位，達不到治療作用，反而可能引起不必要的損傷。若病人體位不舒適、治療部位處於緊張狀態，時間稍長，病人就感到疲勞，難以維持原來的體位。術者針刀鬆解時，受阻力過大或不能正確推斷針下是否為病變軟組織，治療過程中很容易出現彎針、斷針、損傷健康軟組織等現象。所以，病人的體位選擇應遵循以下原則：

　　1.病人自覺體位舒適、穩定，治療部位不是處於緊張狀態，病人能自然較長時間體位不變。

　　2.施術部位充分暴露，使病灶更為外露，容易確定進針點及鬆解部位。

　　3.術者操作順手、方便。

　　臨床常用的體位以臥位和坐位為主：

1.臥　位

　　仰臥位，適用於身前部位及頭部位的治療；俯臥位，適用於後背部病變的治療，若對頸項部進行治療，宜使頭前屈，額頭抵住手背；臥位，適用於肩部、臂部、臀部等身體側面部位的治療。

　　對老年、體弱、精神緊張或有心血管疾病的病人，應儘量選擇臥位，防止暈針等意外事故的發生。

2.坐 位

仰靠坐位，適用於上肢及膝下部位的治療；托腮坐位，適用於肩背部病灶的治療；屈肘側掌位，適用於肩及上肢部位的治療。

十三、小針刀術後注意事項

針刀治療屬閉合性手術，損傷較小，一般在針孔處覆以創可貼保護即可。但病人在接受治療後，也應注意以下幾點：

1.治療結束後，應囑病人半小時內不要離開候診室，在原地休息，防止出現術後暈針現象，如乏力、噁心、頭昏、胸悶等不適。

2.術後根據病人的體質及創面的大小，必要時給抗生素以預防感染。

3.術後 24 小時內，針孔局部不宜熱敷、理療、按摩等，防止治療部位出現水腫或血腫。針孔處勿沾水，保持清潔，防止感染。

4.術後 3 天內不宜過多牽拉、活動患處，避免患處過多出血及滲液，影響療效。

十四、針刀器具的保養

針刀是由金屬材料做成的，使用日久會因金屬疲勞而出現斷裂現象，因此在針刀的使用過程中，應注

意以下幾點：

1.使用前要仔細檢查針體，注意是否有裂隙、銹蝕及捲刃現象，是否仍保持堅韌的彈性，否則應停止使用。

2.在操作時，如刀刃碰上骨性組織，易發生捲刃，豁口現象，術後應注意檢修，發現捲刃，立即用油石磨鋒利，消毒後再用。操作時手法宜輕巧，避免用蠻力和死力。

3.術後應迅速用清水沖洗，防止血液等銹蝕針體。

4.小針刀使用2年後應報廢更新。

十五、意外情況處理

針刀手術時，也會像針刺治療時出現暈針、斷針、血腫等異常情況。

（一）暈針的預防及處理

暈針主要表現為頭暈、心慌、臉色蒼白、欲吐、心跳加快、血壓下降等。

預防措施：

1.對初次接受針刀治療的病人，要事先做好心理工作，解除其顧慮，消除緊張情緒。

2.採取舒適的體位，一般多用臥位治療。

3.術者的手法宜輕巧，手術治療點要精少。

4.病人體質過度虛弱，饑餓或緊張者，不宜即行

針刀治療。

處理方法：

1. 立即停止治療，囑病人去枕平臥於治療床上，抬高下肢，鬆開衣帶，注意保暖。靜臥片刻飲少量溫開水。一般 2～3 分鐘後，血壓即可回升，面色轉為正常，頭暈減輕，心中平靜，不再嘔吐，15 分鐘左右即恢復正常。

2. 症重者上述方法處理無效，應立即掐人中、合谷、內關、外關等，或溫灸關元、氣海，一般很快能恢復。

3. 上述方法仍無效者，立即給予吸氧、人工呼吸、靜推 50%葡萄糖等急救處理。

（二）斷針的預防及處理

預防措施：

1. 術前認真檢查針具，有否銹蝕、裂紋，並捏住針體擺動，檢查其剛性和韌性。

2. 囑病人在治療過程中不得變換體位。

3. 術者在操作中手法宜穩準輕巧，避免用力過猛，遇有針下阻力過大，不得強行擺動針體。有滯針、彎針時不可強行拔針。

處理方法：

1. 術者一定要保持冷靜，囑患者不要緊張，保持原來姿勢，避免針體殘端向肌肉深層陷入。

2. 若斷端尚有一部分在體外者，應迅速用手指捏緊拔出。

3.若殘端與皮膚相平或稍低，仍能見到殘端時，可用左手拇指下壓針孔兩側皮膚，使斷端突出皮外，用手指或鑷子夾持斷端拔出體外。

4.針刀斷端完全沒入皮膚之下，若斷端下面是堅硬的骨面，可從針孔兩側用力下壓，借骨面作底，將斷端頂出皮膚；若斷端下面是軟組織，可用手指將該部捏住將斷端向上托出。

5.若斷針部分埋入體內深部，在體表無法觸及者，則須借助 X 線定位，採用外科手術取出。手術宜就地進行，避免針體殘端遊移。

（三）血腫的預防及處理

預防措施：

1.術前應仔細詢問病情，瞭解病人的出凝血情況，必要時術前作血常規及凝血時間檢查。

2.嚴格按進針規程操作，術中注意觀察患者的反應，認真體會針感，避免碰到較大的血管。

處理方法：

1.表淺血管出血，用消毒乾棉球壓迫止血。對手足、頭部、後枕部等小血管豐富處，治療後常規按壓針孔 1 分鐘。若少量出血致皮下青紫者，數日後可自行消退，不必特殊處理。

2.較深部位的血腫，局部腫脹疼痛明顯或血腫繼續加重者，可先局部冷敷止血或肌注止血敏。術後 24 小時後，局部熱敷理療或用活血化瘀藥以促進血腫的消散吸收。

第二部分

病症治療

一、項韌帶損傷

> **病症**
>
> 　　頸後部酸脹不適或疼痛，並可向頸項的兩側及頭後部擴散。不能長時間保持一種姿勢，特別是低頭時間過長會使症狀加重。嚴重者可影響睡眠。

治療

1.壓痛點在棘突上

　　刀口線與頸椎縱軸平行，針體垂直於皮膚刺入，緩慢進針，分層縱行疏通剝離，最後刺達棘突骨面，縱行疏通剝離，橫行擺動針體，有硬結者縱切幾刀出針。

2.壓痛點在棘突連線兩側

　　選斜刃針刀，刀口線與縱軸一致，針體垂直於皮膚刺入，達棘突平面，縱行疏通剝離。拔針至皮下，再順項韌帶的另一側面刺入，重複上述操作。

3.壓痛點在枕骨隆凸下緣

　　臥位，術者立於床頭。刀口線與頸椎縱軸平行，針體垂直於枕骨骨嵴骨面（與皮膚呈 30°～60°）刺入，達骨面縱切幾下，縱行疏通剝離後出針。

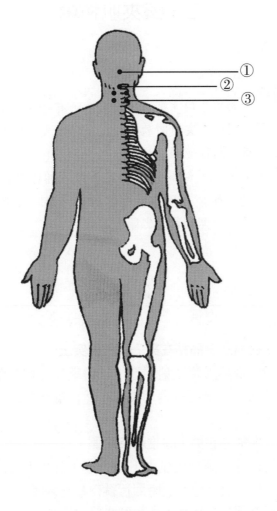

①壓痛點在枕骨隆凸下緣
②壓痛點在棘突上
③壓痛點在棘突連線兩側

二、頭夾肌損傷

病症

　　頭項僵硬、疼痛、沉重感，有時可牽及眼眶痛。第 7 頸椎棘突周圍軟組織腫脹疼痛或變肥厚，低頭或旋轉頭頸可使疼痛加重。

　　患者不能長時間保持固定姿勢，頭轉動後仰受限，自覺頸項部有硬棒支撐似的。疼痛部位喜熱惡寒，喜揉按，與天氣變化關係密切。

治療

1.疼痛及壓痛點在第 7 頸椎棘突上

　　刀口線與人體縱軸平行，針體垂直於棘突壓痛處骨面刺入，達骨面後縱切幾刀，然後縱行疏通剝離，出針。

2.壓痛點在第 7 頸椎棘突兩側

　　刀口線與頭夾肌纖維方向一致，針體垂直於皮膚刺入，針下酸脹感明顯時即行縱行疏通剝離。

3.壓痛點在枕骨上項線頭夾肌附著處

　　刀口線與人體矢狀面平行，針體垂直于枕骨上項線骨面（約與皮肢呈 60°角）刺入。達骨面縱行疏通剝離，若有硬結切幾刀，出針。

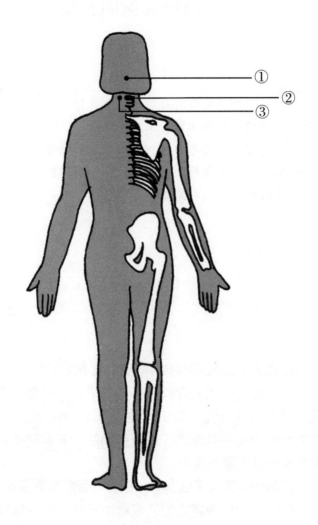

□神奇小針刀療法　第二部分／病症治療

①壓痛點在枕骨上項線頭夾肌附著點
②壓痛點在第 7 頸椎棘突上
③壓痛點在第 7 頸椎棘突兩側

三、胸鎖乳突肌損傷

病症　　一般於睡眠起身後，突然發作。頸部疼痛、酸脹和僵硬，轉頸活動受限。

　　嚴重時，疼痛可牽涉到患側肩背和上肢，並見頭向一側歪斜，轉頭時，身體隨頭頸一起轉動。觸診胸鎖乳突肌起止點明顯壓痛，肌緊張。

治療

1.乳突及上項線的肌肉附著點處有壓痛者

　　刀口線與胸鎖乳突肌纖維方向平行，針體垂直於乳突或上項線骨面（與下方皮膚呈 45°角）刺入，達骨面後縱行疏通剝離法，橫行擺動法，若有硬結或該處肌肉變硬可縱切幾刀。

2.胸鎖乳突肌下端胸骨、鎖骨附著處有壓痛者

　　仰臥位，使頭轉向對側或稍向後仰，刀口線與胸鎖乳突肌纖維方向平行，針體垂直於胸骨柄或鎖骨上緣骨面刺入，達骨面先縱行疏通剝離，再橫行擺動針體。

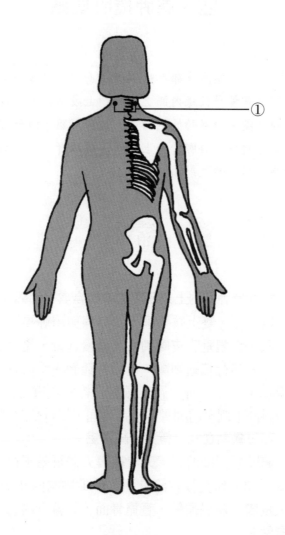

□神奇小針刀療法　第二部分／病症治療

①壓痛點

四、肩胛提肌損傷

| 病症 |

　　頸肩背部疼痛不適。患側上肢後伸受限。患側肩胛骨脊柱緣內側上端和頸上段疼痛，不敢舒展軀幹上段。睡眠時健側向下，翻身困難。白天常有患側抬肩畸形。肩胛骨內上角損傷明顯者，多有向枕骨旁及太陽穴的放射痛。

| 治療 |

1. 在肩胛骨內上角及周圍軟組織處有壓痛者

　　取坐位，雙上肢下垂。刀口線與肩胛提肌纖維方向一致，針體垂直皮膚刺入，緩慢進針，達第 2 肋骨骨面，先縱行疏通剝離，後橫行鏟剝。然後將針刀提起至皮下，令針身向頸部傾斜，約與皮膚呈 50°角，針刃斜向下刺至肩胛骨內上角骨面，縱行疏通剝離。

2. 壓痛點在 $C_{1\sim4}$ 橫突後結節處

　　俯臥頭頸微前屈，刀口線與人體縱軸平行，針體垂直於頸椎橫突後結節骨面（針尖約向內傾 45°角）刺入皮膚，緩慢進針，直達骨面，先縱行疏剝，後橫行擺動。

3. 在肩胛骨脊柱緣最上端有明顯的局限性壓痛者

　　令患者坐位，臂後伸，肘關節屈曲放於背部，將

肘壓向前方，這時肩胛骨翹起，離開胸廓約 1 公分，術者在肩胛骨內上角脊柱緣易摸到肌肉點的準確壓痛部位。選斜刃針刀，刀口線與肌纖維方向平行，針體垂直於肩胛骨背面，刀刃對著外下方，探至肩胛骨脊柱緣，斜刃在骨內緣骨面劃割 3～5 下。

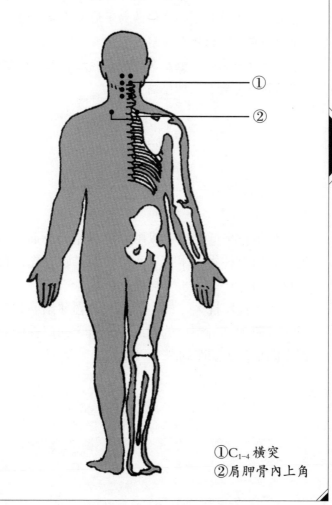

①C$_{1-4}$ 橫突
②肩胛骨內上角

五、項筋膜攣縮

病症　　單側頭部脹痛發麻，以枕部為重，有時可放射至顳部，多伴頸項發僵活動不適。寒冷、過勞可誘發及加重，活動後可緩解。

　　一般無噁心，嘔吐及神經官能症表現。椎旁軟組織筋膜附著處有明顯壓痛。

治　療

　　患者正坐低頭位，以壓痛點或結節為進針刀點。刀口線與脊柱縱軸平行，垂直皮膚進針，先縱行切開瘢痕結節（2～3刀），再橫行剝離 2～3 次。

　　然後鬆解枕大、枕小等項後神經穿出筋膜的出口處，針體與進針部位的骨平面垂直，刀口線與該神經的走向平行，切開剝離 1～2 刀。

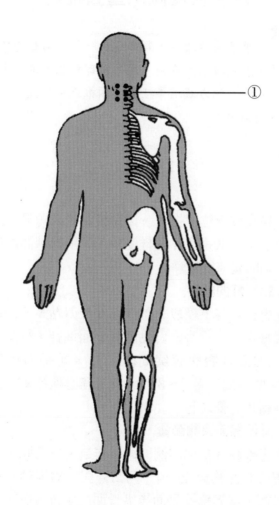

①壓痛點或結節

六、頸椎側彎型頸椎病

> **病症**　患者被迫體位，頸部歪向一側。活動受限，伴頭暈、上肢麻木、疼痛、頸項肩部酸脹不適、也伴有噁心欲吐，聽力減退等症狀，頸椎正位片提示：頸椎向一側彎曲。

治療

　　根據頸椎正位片提示，以頸椎側彎成角最大處椎體為中心上下共選取 4 個椎間隙，分別對棘間韌帶及關節突關節囊進行鬆解。

1. 鬆解棘間韌帶

　　在患椎棘突上緣取一點作為進針刀點，刀口線與人體縱軸平行，垂直進針點處骨平面進針，待刺達骨面後，調節針體與棘突間隙平行，並將刀鋒旋轉90°，切開棘間韌帶 2～3 刀。注意務必保持刺入深度距離脊髓 3 公釐以上。

2. 鬆解關節突關節囊

　　在患椎棘突根部兩側取兩點作為進針刀點，針體與人體矢狀面約成 45°角，刀口線與人體縱軸平行刺向椎弓板，當刀鋒達骨面後沿骨面向側方滑動，當感覺遇到坡狀骨性阻擋時，說明已達椎骨的上關節突，沿坡面略微上移，即可探至關節間隙，旋轉針體使刀口線與關節間隙平行，切開關節囊 2～3 刀。

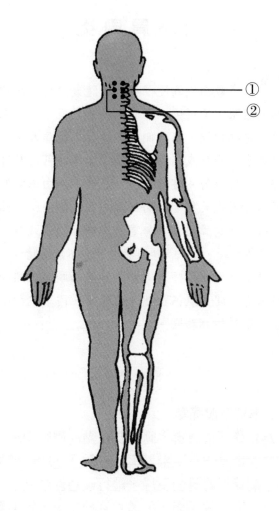

□神奇小針刀療法　第二部分／病症治療

①棘間韌帶進針點
②鬆解關節突關節囊進針點

七、肩周炎

病症

　　多數病例為慢性發病，隱襲進行，開始只是患肩的酸脹，不適感，不願抬高上肢或不能持久抬高上肢。疼痛初期，以一側肩部陣發性鈍痛為主，以後逐漸發展至隱痛或刺痛、冷痛等，疼痛可向肩胛部、肘部和前臂放射，晝輕夜重，患者不能向患側側臥，還可因勞累或天氣變化而加重。因為疼痛使肩關節活動受限，功能障礙日漸加重，疼痛可慢慢減輕，嚴重者，不能梳頭、脫衣、提腰帶，手指不能做精細動作。

　　肩關節周圍壓痛，喙肱肌和肱二頭肌短頭的附著點喙突處，岡上肌抵止端、肩峰下、岡下肌和小圓肌抵止端壓痛較為明顯。

治療

1.肩峰下壓痛點

　　為肩峰下滑液囊、岡上肌止點的體表投影。刀口線與肱骨縱軸平行，針體與肱骨幹呈 30°～50°角，針尖向上刺達肩峰骨面下緣，縱行疏通剝離幾下，提刀至皮下，刀口線不變，針體垂直於皮膚，針尖刺向肱骨大結節岡上肌腱止點，縱行疏通剝離；再上提針刀1公分左右，至三角肌內後，將針體向側方傾斜，與皮膚呈 15°～30°角，針體緊貼三角骨肌面 1～2 公分，縱行疏通，切割、出針。

2.喙突外側骨面壓痛處

左手拇指下壓至喙突外緣，刀口線與喙突韌帶纖維平行，針體緊貼拇指甲刺入，至喙突骨面縱行疏通剝離，若針下阻力較大，則將刀口線旋轉 90°，縱切 2～3 刀，出針。

3.若患者有「扛肩」現象，可在腋前紋、腋後紋盡頭定點，刀口線與肱骨縱軸呈 45°角，針尖指向盂下緣骨面，刺入皮膚後，摸索進針到盂下緣，刀口線旋轉約 90°角，縱切幾刀，有鬆動感後出針。被動外展肩關節幾下。

4.肱骨大結節脊為胸大肌止點，肱骨小結節嵴為背闊肌、大圓肌的止點。刀口線均與肱骨縱軸平行，針體垂直皮膚刺入，達骨嵴後，刀口線旋轉 90°，行縱行疏剝，橫行鏟剝。

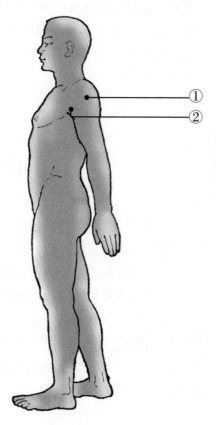

①肩峰下
②腋前紋頭

八、菱形肌損傷

病症　　早期多表現為項背部酸脹不適，沉重感，後逐漸發展為持續性鈍痛，甚則不能入睡，翻身困難。上肢被動向前上方上舉，引起疼痛加劇。查體：C_6～T_4棘突上壓痛，肩胛骨脊柱緣壓痛，並可觸及痛性結節或條索狀物。

治療

1. 頸 C_6 ~ T_4 棘突側方壓痛

刀口線與菱形肌方向一致，針體與皮膚呈 60°角刺入，達棘突骨面，縱行疏通剝離，橫行剝離。

2. 肩胛骨脊柱緣骨面壓痛

患者坐位，臂後伸，肘背屈，將肘壓向前方，這時肩胛骨翹起。在肩胛骨內緣的前方注射局麻藥物，用斜刃針刀，針體與肩胛骨背面垂直刺入，在肩胛骨內緣的前方劃割 3～4 下。

注意事項：不可刺入肋間，以防刺傷肋間神經或穿透胸膜，一般痛點都不在肋間，粘連都在肋骨上。

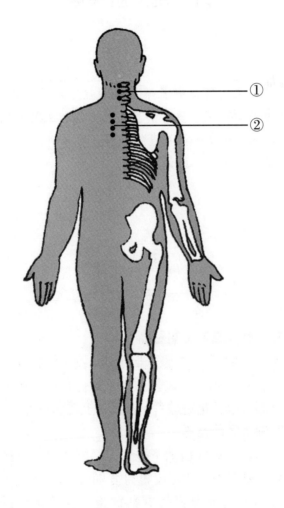

①C_6～C_4棘旁壓痛
②肩胛骨脊柱緣壓痛

九、岡上肌損傷

病症　　主訴有肩胛骨不適或酸痛，以岡上窩部明顯，有肩背部沉重感，如負重物。患肢主動外展 60°～120°時，酸痛加重。查體：岡上窩內側 2/3 及肱骨大結節上方壓痛、結節感。

治療

1. 肱骨大結節上端壓痛

刀口線與岡上肌腱纖維方向一致，針體垂直於肱骨大結節骨面刺入，達骨面後，縱行疏通剝離，橫形擺動針體。有鈣化組織者，在硬結上縱切幾刀。

2. 岡上窩部壓痛

取坐位，患肢自然下垂，刀口線與岡上肌纖維方向一致，針體與肩背部皮膚約呈 90°刺入，達岡上窩骨面，縱行疏通剝離橫行擺動針體。若壓痛點面積較大，可將針刀上提 1～2 公分後，使針體傾斜 30°～45°角刺入，達骨面後，縱行疏通剝離。

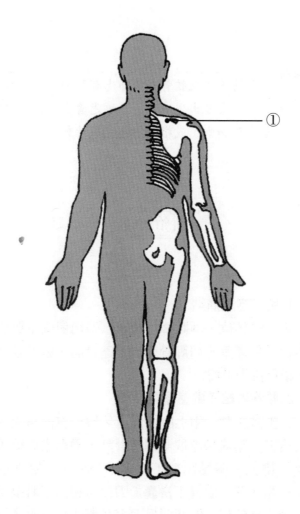

①岡上窩

十、岡下肌損傷

病症　　在岡下窩及肱骨大結節處有明顯脹痛，自由活動上肢，日久可出現麻木感。讓患者上肢自主位外旋，引起疼痛加劇，或根本不能完成此動作。

治療

1. 岡下窩壓痛點

正坐彎腰位，兩肘撐在膝上。刀口與岡下肌肌纖維平行，針體垂直肩胛骨刺入，達骨面，縱行疏通剝離，橫行擺動針體。

2. 肱骨大結節處壓痛點

正坐微屈背，兩上肢肘部自然放於胸前桌上，在肩部後上方壓痛點處取兩個進針點，兩點沿肌纖維走向縱行排列。兩點距離不超過1公分，一點在肌腱上，一點在岡下肌腱下滑囊。刀口線和岡下肌纖維走向平行，針體和上臂背面呈135°角刺入，上點先縱行剝離，後橫行剝離，下點作切開剝離。

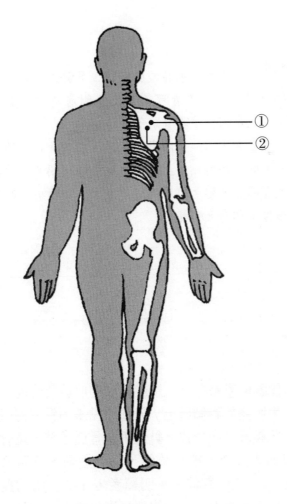

①壓痛點
②岡下窩

十一、小圓肌損傷

病症

　　肩後部及患肢酸脹不適，多於天氣變化、勞累過度時出現。重者可放射至同側肩前方，上肢後側、甚至有同側手指發麻、發涼感。

　　嚴重者，不能側向患側休息，肩胛骨外方的胸壁痛，患肢搭於對側肩上，肩胛骨外緣可觸及小圓肌緊張並有壓痛，壓之酸脹明顯，並向上肢放射，肱骨大結節後下部壓之酸痛。

治療

　　側臥位患肩在上，患肢屈肘內收放於胸前。或坐位，患肢搭於對側肩上，於壓痛點處進針，刀口線與小圓肌纖維方向一致。針體垂直骨面進針，達骨面。提起約1公釐，縱行疏剝，橫行擺動，有結節縱切3～5刀。若條索較長且明顯者，左拇食兩指捏緊條索，固定至骨面，刀口線與條索縱軸方向一致，垂直皮膚刺入，達病變處縱切數刀，出針。

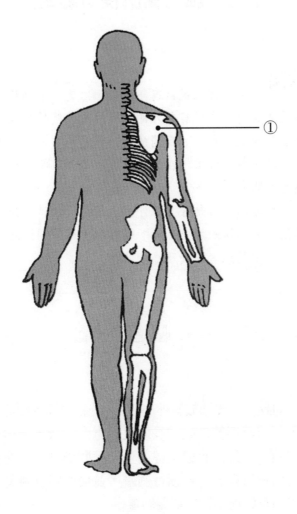

①壓痛點

十二、肱二頭肌長頭腱鞘炎

病症　早期常表現為肩部酸脹、困乏、不適感，以後逐漸加重，出現肩前外側間歇性或持續性鈍痛，影響全關節及三角肌。夜間痛重，休息時，肩痛減輕，活動時，肩痛加重，在提物或使肱二頭肌收縮時，肩痛更為明顯。

　　肩關節的活動除上臂外展上舉再後伸時疼痛外，其他方面的活動均無疼痛。觸診肱骨結節間溝處明顯壓痛，少數患者可觸及條索狀物。

治療

　　仰臥位，患肢放鬆外展 30°，於結節間溝壓痛點進針，刀口線與肱二頭肌長頭肌腱方向一致，針體垂直皮膚刺入，避開長頭肌腱刺至結節間溝骨面，先在肌腱兩側縱行疏剝，再橫行剝離，並使肌腱挑離骨面疏通，如有韌性結節，切開剝離。

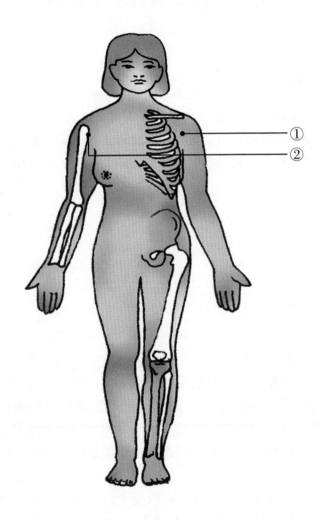

□神奇小針刀療法　第二部分／病症治療

①壓痛點
②壓痛點

十三、肱二頭肌短頭腱鞘炎

病症　　肩前喙突處常有持續性鈍痛，晝輕夜重。當上臂活動時加重，特別是在上臂做外展、外旋動作時，疼痛最為明顯，也可向肘部放射，觸診喙突處有明顯壓痛、鈍厚感，或可觸及條索、包塊、菱形腫物等。

治療

　　患者仰臥，患側上肢與軀幹呈 30°夾角，在喙突壓痛點定點，左手拇指摸準喙突並抵住不動，刀口線與短頭肌腱纖維方向一致，針體垂直喙突外側邊緣骨面。針刀刃沿拇指甲邊緣刺入，達喙突骨面外下緣，先縱行疏剝，後橫行剝離。有條索及包塊者，可縱切幾刀，出針。

　　注意進針刀位置必須準確，如不準，輕則治療無效，重則易損傷周圍神經血管。

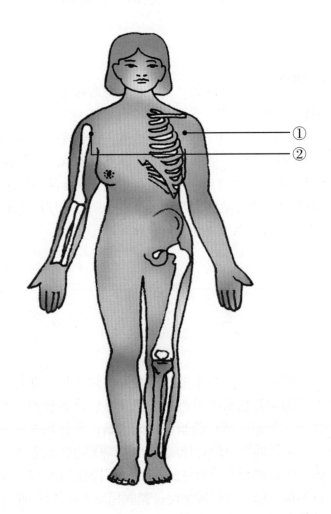

①壓痛點
②壓痛點

十四、棘上韌帶損傷

病症

急性損傷後，只表現在傷處棘突局部疼痛，次日，疼痛加重，背腰板直不能彎腰，疼痛還可沿脊柱向上、下擴散。嚴重者，咳嗽、打噴嚏時均感損傷部位疼痛加劇。慢性損傷者，多有長期低頭、彎腰的勞損史，主訴腰背中線由酸困不適逐漸發展為疼痛，以酸痛為多，也可出現刺痛，或憋脹感。可向頸部或臀部擴散，伏案或彎腰時症狀明顯。

治療

患者俯臥，在離壓痛點最近的棘突頂上進針刀，刀口線與脊柱縱軸平行，針體垂直於背面皮膚。達棘突頂部骨面，將針體傾斜（如痛點在進針點，棘突上緣，使針體與下段脊柱成45°；如痛點在進針點棘突下緣，使針體和上段脊柱成45°）再斜刺約4公釐，先縱行剝離，後沿脊柱縱軸使針體向相反方向旋轉90°，使其與下段脊柱或上段脊柱成45°，刀鋒正對棘突的上、下角，在棘突上、下角的骨面上先縱行疏剝，後橫行剝離。如遇韌性結節，縱切幾刀，出針。

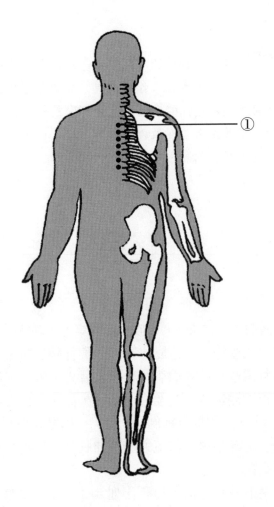

①壓痛點

十五、肱骨外上髁炎

病症　　早期，肘外側有類似疲勞的酸困不適感，手指有時不靈活，常在工作時出現。日久可逐漸加重，出現肘外側持續性酸痛，嚴重者可向前臂外側及肩部放射，尤其是上肢在做旋轉背伸、提、拉、端、推等動作時，疼痛劇烈。

治療

　　將肘關節屈曲 90°平放於治療桌上，在肱骨外上髁最敏感的壓痛點上定點，刀口線與伸腕肌纖維走向一致，針體垂直於桌面刺入。至肱骨外上髁，先縱行疏剝，再切開剝離，直至邊已刮平，然後，使針體與桌面成 45°角，用橫行鏟剝法，使刀口緊貼骨面剝開骨突周圍軟組織粘連，再疏通一下伸腕肌、伸指總肌、旋後肌肌腱，出針。

　　壓迫針孔片刻，待不出血為止。5 天後還未癒，再作 1 次治療，一般只 1 次可治癒，最多不超過 3 次。

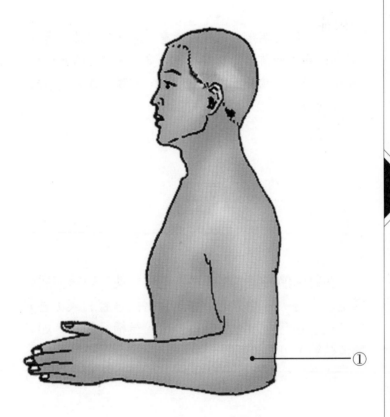

①肱骨外上髁壓痛點

十六、肱骨內上髁炎

病症　　肘內側疼痛，時輕時重。急性發作時，患肢肘關節屈曲和前臂旋前時疼痛加重，則使肘關節活動受限，觸診在肱骨上髁處有壓痛，可觸及黃豆大小的硬性結節。

治療

在肘關節內側的壓痛點處定點，使刀口線與屈肌腱走向平行，針體與進針點處骨平面垂直刺入（避開尺神經）達骨面後，先縱行剝離，後橫行剝離，如有瘢痕結節，可切開剝離。

注意勿損傷內側的尺神經。

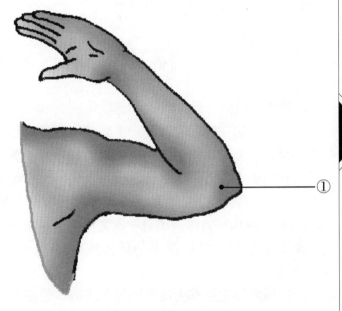

①──

①肱骨內上髁壓痛點

十七、尺骨鷹嘴滑囊炎

病症

　　肘尖及稍後部疼痛或腫脹，多在反覆勞損後偶然發現，對肘關節活動有明顯影響。若合併感染，肘部則處於半屈曲位。觸診在肘關節背面可捫及囊樣腫物，質軟、波動感、壓痛輕微。

治療

　　患者側臥位，患肘半屈曲位。

　　1.痛點如在肘關節背面皮下稍偏遠側者，為鷹嘴皮下囊，以痛點為進針刀點，針體與尺骨背面進針刀點的骨面垂直，刀口線與肱三頭肌走向平行刺入，達骨面（切勿刺入肘關節囊，以免損傷尺神經）縱切2～3刀，再橫行剝離後出針，覆蓋好無菌紗布，以拇指腹按壓進針點片刻，並將患肢過伸、過屈1～2次即可。

　　2.痛點如在鷹嘴尖部的關節間隙處，較淺者為鷹嘴腱內囊，較深者為肱三頭肌腱下囊。在痛點處進針，針體垂直於進針處皮膚平面，刀口線與肱三頭肌走向平行，略向近側傾斜刺入，達鷹嘴尖部骨平面，（較淺的不要達骨面，切勿刺入肘關節囊，以免損傷尺神經），作切開剝離2～3刀後出針。覆蓋好無菌紗布，以拇指腹按壓進針點片刻，並將患肢過伸過屈1～2次即可。

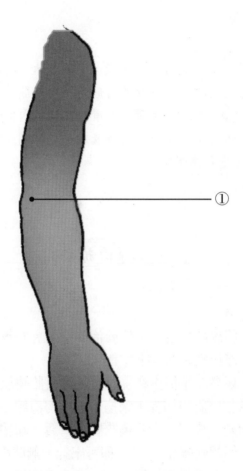

① ——

①壓痛點

十八、橈肱關節滑囊炎

病症　　肘關節酸脹不適，夜間或休息時加重，變動體位也不能緩解，常影響睡眠，在肘關節橫紋，肱二頭肌腱與肱橈肌之間，肱骨外上髁前內側和橈骨小頭的內側有壓痛點，上肢伸直時，在肘關節掌側，橈骨粗隆處壓痛明顯。

治療

　　將患肢伸直，平放於治療臺上。在橈骨粗隆處按壓，尋找壓痛點，即為進針刀點。

　　術者左手拇指在橈骨粗隆處將肱橈肌扳向外側，並沿肱橈肌內側緣，深掐下去。刀口線沿左手拇指甲平面刺入皮下，即到橈肱關節滑囊，繼續進針刀達骨面，切開剝離2～3刀，即可出針，無菌小紗布覆蓋針孔。以左手拇指按壓針孔，右手過度伸、屈患者肘關節1～2下，即可。

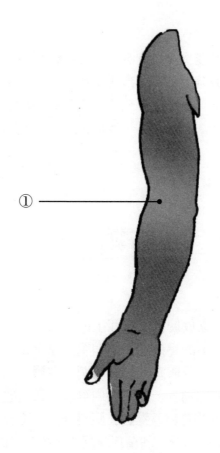

①壓痛點

十九、橈骨莖突狹窄性腱鞘炎

病症 　橈骨莖突周圍疼痛，可放射到手指和前臂。受寒冷刺激或提重物時，疼痛加重。觸診腕部有腫脹或腫塊，但無紅熱現象，橈骨莖突處壓痛明顯。拇指內收屈於掌心，然後握拳，再使腕尺偏，橈骨莖突部疼痛劇烈。

治療

　　患手握拳立放於治療桌面上的脈枕上，在橈骨莖突處找到最明顯的壓痛點或腱鞘肥厚處定點。刀口線與橈動脈平行，針體垂直於皮膚刺入腱鞘，（注意勿傷及橈神經和橈動脈）在腱鞘內縱行疏通剝離，狹窄明顯者，可將針刀刺至骨面，傾斜針體，將腱鞘以骨面上剝離鏟起，出針。酒精棉球壓迫針孔 3 分鐘。

　　對腫脹嚴重者，可用 25 mg 強的松龍和 80 mg 普魯卡因當時封閉 1 次。

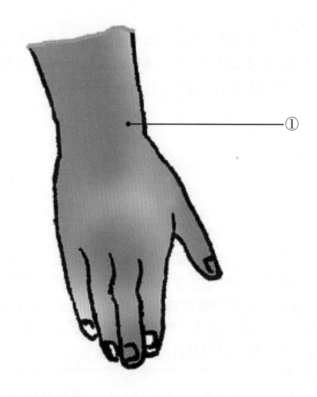

①橈骨莖突壓痛點

二十、腕管綜合徵

病症　腕關節掌側酸、脹、痛、手掌麻木、僵硬。腕關節和手指屈伸受限，觸診腕部掌側稍偏尺側有壓痛，腕關節背屈可使局部疼痛和手掌麻木加劇。

治療

手腕平放於治療臺上，腕關節置於脈枕上，在遠側腕橫紋尺側腕屈肌腱的內側緣，定一進針刀點，沿尺側腕屈肌的內側緣向遠端移 2.5 公分左右再定一點；在遠側腕橫紋上的橈側腕屈肌腱的內側緣定一點，再沿橈側腕屈肌腱向遠端移動 2.5 公分左右，再定一點。

在此 4 點上分別進針刀，刀口線和肌腱走向平行，針體和腕平面成 90°角，沿兩側屈肌腱內側緣刺入 0.5 公分左右，應避開尺橈動靜脈和神經，將腕橫韌帶分別切開 2～3 公釐。同時，將針刀沿屈肌腱內側緣向中間平推數下，以剝離腕屈肌腱和腕橫韌帶間的粘連，應避免損傷正中神經，出針。

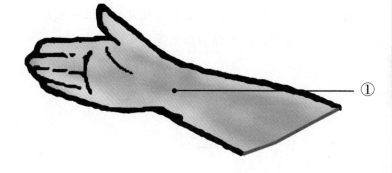

①壓痛點

二十一、屈指肌腱鞘炎

病症　患者手指疼痛，伸屈受限，不能做精細動作，持物時偶有失手現象，引起疼痛閉鎖，常訴疼痛在指間關節，而不在掌指關節，或只訴手背面疼痛不適，活動後手指疼痛減輕。但手指終日屈伸活動均有彈響聲、關節腫脹、壓痛，局部可觸及條索狀、塊狀硬結，被動屈伸患指疼痛如錐，彈響明顯。

治療

　　患側掌心向上平放於治療臺上，在患指掌側指橫紋觸到硬結處或壓痛點處即為進針刀點。

　　針體垂直手掌面，刀口線與屈指肌腱平行刺入，達骨面，先作切開剝離，再作縱行或橫行剝離。若有硬結則用切開剝離。

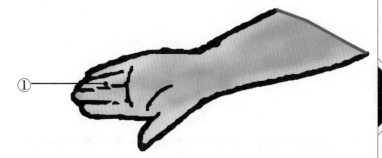

①壓痛點

二十二、腕背伸肌腱鞘炎

病症 腕背側某一部位酸、脹、痛、手掌背伸局部受限，觸診局部壓痛明顯，或有一條狀腫脹或硬結。

治療

　　腕部掌面朝下平放於治療臺上，腕下墊一脈枕，使腕部處於掌屈位，以最明顯的壓痛點或腫脹、硬結點為進針刀點，使刀口線與肌腱走向平行，針體垂直腕平面刺入，達骨面，先縱行剝離，再橫行剝離，如有硬結作切開剝離，務必將硬結縱行切開。

　　注意治療橈側腕長、短伸肌腱鞘炎時勿操作橈神經支；治療尺側腕伸肌腱鞘炎時，勿損傷尺神經背支。

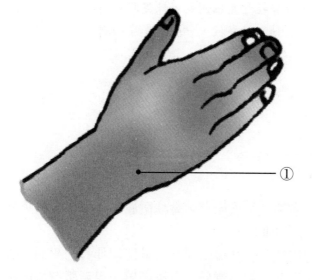

①壓痛點

二十三、棘間韌帶損傷

病症　脊柱棘突間有深在的彌漫性酸脹痛，但很難指出疼痛的具體部位。患者不敢作脊柱旋轉動作，臥床時多取脊柱伸直位側臥。棘突間壓痛不明顯，但脊柱微屈被動扭轉脊柱，會引起疼痛加劇。

治療

　　患者俯臥治療床上，脊柱微屈，在患者自訴疼痛的棘突間隙進針刀。

　　刀口線和脊柱縱軸平行，針體與進針刀平面垂直刺入1公分左右，當針下有堅韌感，患者訴有酸脹感時，即為病變部位，先縱行剝離1～2下，再將針體傾斜和脊柱縱軸成30°角，在上一椎骨棘突下緣和下一椎骨棘突上緣，沿棘突矢狀面縱行剝離，各2～3下，出針。對頑固的棘間韌帶損傷，可採取切斷韌帶兩側神經來源的方法治療。

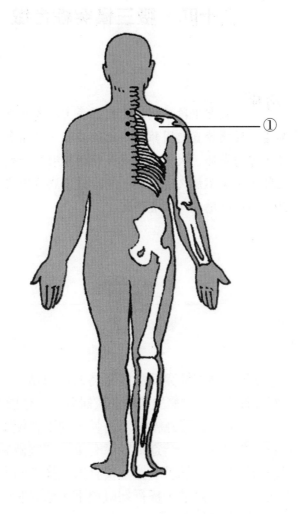

①棘突間隙壓痛點

二十四、腰三橫突綜合徵

病症

　　腰部中段單側或雙側疼痛，在晨起或彎腰時加重。彎腰後直起困難，活動後減輕。疼痛多呈持續性，可向臀部、大腿內側或後外側放射，一般疼痛不過膝，患者不能久坐久站。觸診第三腰椎橫突部有明顯的局限性壓痛，位置固定。

治療

　　以第三腰椎橫突部壓痛點為進針刀點，刀口線與人體縱軸平行，針體垂直腰部皮膚刺入，緩慢進針。

　　第一個突破感為腰背淺筋膜，向下繼續深入，達骨面，即是橫突（若進針較深有第二次突破感時，說明針刀已刺破深筋膜，應上提針刀改換方向重探橫突尖部），縱行疏通，橫行剝離幾下，感覺肌肉和骨尖之間有鬆動感就出針。

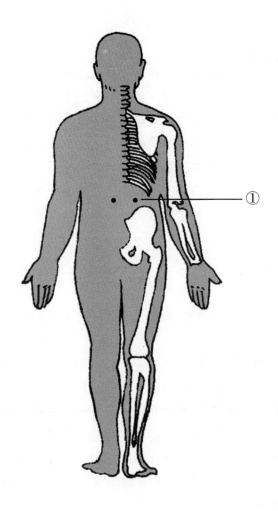

①腰三橫突壓痛點

二十五、腹外斜肌損傷

病症　　以下八肋腹外斜肌起點處疼痛，轉身不能為主症，呼吸、咳嗽時，可使症狀加重。患者有腰部屈曲狀態下，脊柱突然扭轉的損傷史，急性損傷以銳痛為主，慢性損傷以脅肋部酸痛為主，腰部活動不利，單側損傷，多呈側屈稍後伸姿勢；雙側損傷，肋骨多下降；呈腰前凸勢，觸診在下八肋腹外斜肌起點處有壓痛、硬結；髂骨嵴前上緣壓痛，肌肉可有緊張感。

治療

患者側臥，患側在上。若損傷在起點，在壓痛點附近的肋骨面上進針刀，刀口線與腹外斜肌纖維方向一致，針體垂直皮膚進針，達骨面，先縱行疏剝，後橫行擺動，出針；若損傷在止點，在髂脊前部的痛點處進針，刀口線與腹外斜肌纖維走向平行，針體與人體縱軸呈 45°角刺入，達髂嵴骨面，縱行疏剝，橫行擺動，出針。

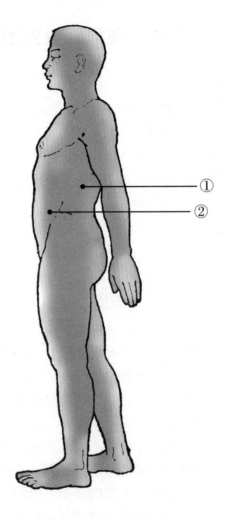

①季肋區壓痛點
②髂嵴前壓痛點

二十六、腰椎間盤突出症

病症
　　腰痛伴坐骨神經痛，久立或咳嗽、排便等腹壓增高時症狀加重。休息後可緩解，多呈間歇性、反覆發作、伴下肢麻木。觸診脊柱側彎，腰椎棘突旁壓痛，可向患側下肢反射，患側直腿抬高試驗陽性、腱反射和淺感覺均減弱。

治療

　　患者俯臥，行骨盆大劑量牽引50～100公斤約10分鐘，使腰椎關節距離拉大，在病變椎間盤上位椎體患側橫突上進針刀，刀口線與人體縱軸平行，針體與橫突背面垂直刺入，達骨面後向下轉移刀鋒，達橫突下側邊緣時，再深入1～2公釐，然後沿橫突邊緣向內移動刀鋒，當遇到骨性阻擋時，則已達橫突根部神經孔上外側。此時，針體向肢體下傾斜，移動刀鋒90°，使刀口線與神經孔內側骨性邊緣平行，針刀沿神經孔的內側邊緣轉動或前進，針體逐漸向人體上段傾斜，達30°時，如病人下肢有酸脹感，則刀鋒已達逸出的瘢痕組織與神經根之間，這時沿神經根方向切開2～3刀出針。

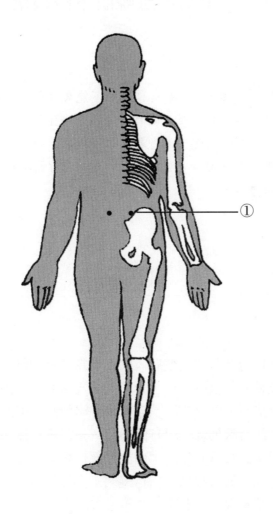

①壓痛點

二十七、骶棘肌下段損傷

病症　　腰骶部疼痛、僵硬、不能久坐和久立，不能持續彎腰工作，或較長時間彎腰後，直腰困難，活動後方可慢慢直起。患者喜歡用手或桌子的一角頂壓腰骶部的疼痛部位。觸診骶髂甲或髂骨背面骶棘肌附著處有壓痛。

治療

1.若骶髂部有壓痛，以痛點為進針刀點，刀口線與骶棘肌的縱軸平行，針體垂直皮膚刺入，達骨面，縱行疏剝，橫行擺動，若有硬結，將硬結切開出針。

2.若腰椎棘突旁有深壓痛，刀口線與骶棘肌縱軸平行，針體垂直皮膚，由壓痛部位刺入，達乳突或橫突骨面，縱行疏剝，橫行鏟剝，上提針刀約 1 公分，縱行疏剝兩下，出針。

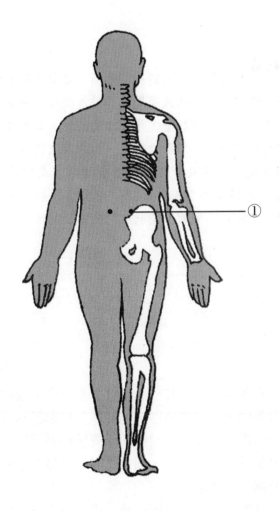

①──────────①

①骶髂部壓痛點

二十八、梨狀肌損傷

病症
　　臀後部及大腿後側疼痛，並會放射至整個下肢，髖內旋、內收或腹壓增高時，使症狀加重。勞動或活動後，疼痛加重，休息後可減輕。日久自覺患側肢變短、發涼、間歇性跛行。觸診梨狀肌投影區有明顯深壓痛，並放射至下肢或會陰部，局部有條索狀物。直腿抬高試驗，在 60°內出現疼痛，超過 60°後，疼痛反而減輕，梨狀肌緊張試驗陽性。

治療

　　患者側臥，健肢在下伸直，患肢在上屈曲，身體略向前傾，使患膝著地。在梨狀肌投影區尋找深壓痛點作為進針刀點，刀口線與坐骨神經循行方向一致，針體與臀部平面垂直，刺入皮膚後，摸索進針，注意避開神經、血管。

　　當患者訴有明顯酸脹時，說明針刀已達梨狀肌病變部位，先縱行疏剝，後橫行擺動。如針下緊澀，可用切開剝離法。

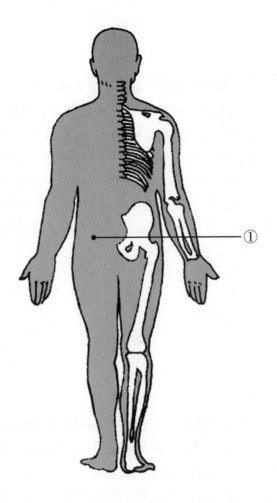

①梨狀肌壓痛點

二十九、臀中肌損傷

病症

　　腰臀部酸脹不適，勞累後加重，但相當一部分患者無局部症狀，僅表現為患側小腿的酸脹不適感，甚至發涼、麻木。伸膝時，小腿常有「抽筋」現象。有些患者有不明原因的起步行走時，患側踝部、足跟、足底部麻痛或不適感，活動後可減輕，站立過久或行路過長，又可使上述症狀加重。觸診臀中肌部位有痛性條索狀物，壓痛點多在髂骨翼外側臀中肌起始部，壓之可向患肢放射。

治療

　　患側在上側臥位，以痛性條索狀物和壓痛點為進針刀點。刀口線與臀中肌纖維走向一致，針體垂直皮膚刺入，達硬結和條索內，針下稍有阻力感，患者自覺針下疼痛或酸脹感，縱切幾刀後，縱行疏通剝離，若淺層無條索和硬結，可將針刀刺達髂骨面，縱行疏通剝離。

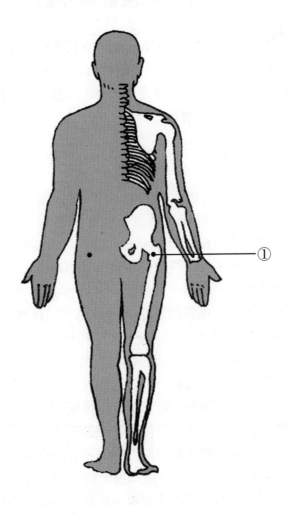

①臀中肌條索狀壓痛點

三十、髂腰韌帶損傷

病症

　　第 5 腰椎兩側或一側深在性疼痛，患者只能指出疼痛部位，指不出明顯的痛點。腰部屈伸、側屈、旋轉活動受限。令患者正坐，向患側背後轉身或搬重物時，會引起疼痛加劇。

治療

　　如痛點偏於第 4、5 腰椎橫突，從橫突末端的骨平面進針，刀口線和骶棘肌平行，針體垂直骨平面刺入。當刀鋒達橫突骨平面後，將刀口線旋轉 90°左右與橫突縱軸平行，將刀鋒滑至橫突頂端，並使針體沿橫突縱軸向外傾斜，使針體與腰外側平面呈 30°角，先縱行剝離，再橫行剝離，然後將刀口線轉 90°，作切開剝離 1～2 刀出針，蓋上無菌紗布方巾後，一手固定患側髂嵴，令患者向健側過度側屈 2～3 次即可。

　　如痛點偏於髂嵴，以靠近痛點的髂骨邊緣為進針刀點。刀口線與進針點和第 5 腰椎橫突的連線平行，針體垂直進針，達骨面後，使刀鋒滑至髂嵴邊緣的內唇。然後使針體沿刀口線方向向第 5 腰椎橫突方向傾斜，針體與內側皮膚平面呈 15°角，令刀鋒緊扣髂邊緣內唇的骨面，先縱行剝離，後橫行剝離，然後將刀口線旋轉 90°，作切開剝離 2～3 刀出針，覆蓋無菌紗布後，一手固定患側髂嵴，令患者向健側過度側屈 2～3 次即可。

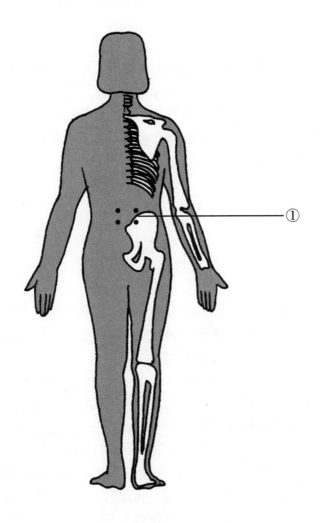

①

□神奇小針刀療法 第二部分／病症治療

①第 4、5 腰椎橫突壓痛點

三十一、腰肋韌帶損傷

病症　腰背疼痛，腰部活動受限，呈僵硬態，畏寒喜暖。如雙側損傷，患者行走呈鴨行步態，並常用雙手扶持腰部，腰部不敢前屈，不能自穿鞋襪。觸診在第 5 腰椎橫突外側緣髂嵴處或十二肋下緣第 1 腰椎橫突外側有壓痛。

治療

1.若壓痛點在十二肋，則在十二肋壓痛點上緣處進針。刀口線和腰椎縱軸成 15°角，垂直進針刀處平面刺入，達骨面，將刀口移至十二肋下，刺入 1～2 公釐，沿刀口線縱行剝離 2～3 下，再將針體向下傾斜和肋平面呈 150°角，在十二肋下緣骨面上先縱行剝離 1～2 下，再橫行剝離 1～2 下，出針。

2.若壓痛點在髂嵴，刀口線和腰椎縱軸呈 15°角，針體垂直髂骨面刺入。達骨面後，將針體傾斜和髂骨呈 60°角，刺入髂骨嵴上緣，再深入 3 公釐左右，先縱行剝離 2～3 下，後將針體傾斜，刀口線方向不變，使和髂骨呈 150°角，在髂嵴上緣骨面縱行剝離 2～3 下，再橫行剝離 2～3 下，出針。

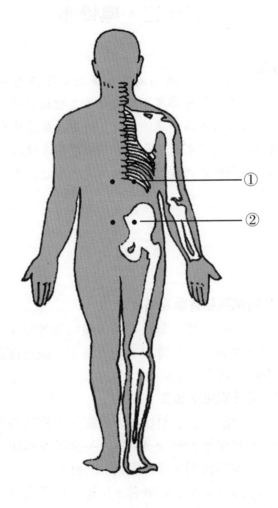

①第十二肋壓痛點
②髂嵴壓痛點

三十二、尾骨痛

病症
　　以骶尾部疼痛為主，多為局限性急痛和鈍痛，有時可向腰臀部及下肢放射。坐硬板凳過久及咳嗽、排大便時疼痛加重，站立、行走或臥床休息時，疼痛減輕。觸診骶尾聯合處有明顯壓痛或硬結，肛診可觸及明顯的肌肉痙攣和疼痛，尾骨半脫位或成角畸形。

治療

1. 骶尾關節背面壓痛者

　　患者俯臥，腹下墊枕，刀口線與骶骨嵴平行，針刀垂直皮膚刺入，達骨面，縱行疏剝，橫行擺動，有硬結者縱切幾刀，出針。

2. 尾骨側面壓痛者

　　患者俯臥，腹下墊枕，刀口線與人體縱軸平行，針體與人體矢狀面約呈 45°刺入，達尾骨側面，縱切 2～3 刀，縱行疏剝，橫行擺動，出針。

　　3. 肛診有痛性肌痙攣者，以尾骨尖下長強穴為進針刀點。患者側臥，儘量屈膝屈髖，選細小針刀，刀口線與脊柱縱軸平行，針體沿尾骨內骨面方向刺入。患者有劇烈酸脹感時，針刀已探至硬結或痙攣處，切開鬆解幾刀，出針。

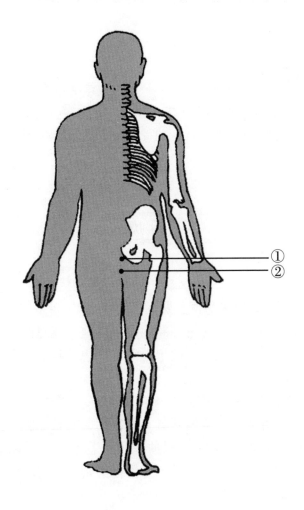

①骶尾骨壓痛點
②長強穴

三十三、膝內側副韌帶損傷

病症

　　膝內側隱隱作痛，活動後疼痛加重，走路跛行，重者不能行走。下蹲困難，或不能較長時間下蹲，觸診在股骨內髁、脛骨內髁有明顯壓痛。

治療

　　患者仰臥，患側膝關節屈曲約 90°，足平放於治療床上，助手握住患者踝關節固定體位；或患側膝關節微屈，放鬆，窩下墊枕，術者立於患肢外側，在壓痛硬結處定點。

　　刀口線與韌帶纖維方向一致，針體垂直皮膚刺入，達骨面時，開始剝離。若在韌帶附著點處，先縱行疏通剝離，後橫行擺動針體；若不在韌帶附著點處，則縱行疏通剝離後，行橫行鏟剝法，將韌帶從骨面上鏟起，出針。

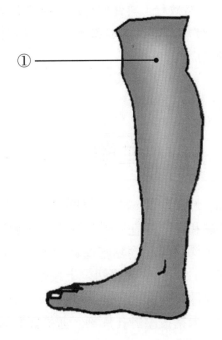

①膝內側副韌帶

三十四、髕下滑囊炎

病症　膝部髕下隱痛不適，活動後加重，且常與天氣變化有關。關節伸屈受限，特別是半蹲位時，疼痛較為明顯，走路跛行。與健側對比髕韌帶止點附近略隆起。觸診髕韌帶下段有輕微壓痛，以膝韌帶鬆弛時，壓痛明顯。

治療

患者仰臥，膝微屈，窩下墊枕。

1.若痛點和膨隆點在脛骨粗隆上緣，髕韌帶的深面，即為髕下深囊。在痛點處進針刀，刀口線和髕韌帶纖維方向一致，針體與髕韌帶上段平面約呈 70°角刺入，達脛骨骨面，切開剝離 2～3 下，出針，覆蓋好無菌紗布，用拇指按壓針孔片刻，並過屈膝關節 1～2 下使膨隆平復即可。

2.若痛點和膨隆點在脛骨粗隆偏上之皮下，即為髕下皮囊病變。在痛點處進針刀，刀口線和髕韌帶平行，針體垂直皮膚進針，達髕韌帶附著點處，切開剝離 2～3 刀，出針。用拇指按壓針孔片刻，使膨隆平復即可。

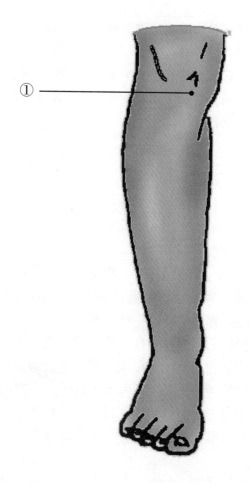

①壓痛點

□神奇小針刀療法　第二部分／病症治療

三十五、髕下脂肪墊損傷

病症 膝關節內酸痛，髕骨前下部持續性鈍痛，活動後，疼痛加重，休息後減輕。膝關節接近伸直位時，疼痛明顯。觸診髕骨尖下緣壓痛明顯，髕韌帶兩側膝眼處壓痛，腫脹、病程長者，膝眼處有皮革樣增厚或呈結節狀改變。

治療

　　患者仰臥，膝關節屈曲，使足掌平穩放於治療床上，以髕骨下緣和脛骨粗隆之間的壓痛點為進針刀點。刀口線與髕韌帶縱軸平行，針體垂直髕韌帶平面刺入，達髕韌帶下方，先作縱行切開剝離，然後將針刀提至脂肪墊的上面，刀口線不變，將針體向左（或右）傾斜與韌帶平面成15°角，在髕韌帶和脂肪墊之間行通透剝離，並將針體沿刀口線方向擺動，使髕韌帶和脂肪墊分離。然後使針體向反方向傾斜，重複上述操作。

　　注意把握深度（約0.5公分左右），當刀鋒穿過髕韌帶以後即可開始剝離術。不可穿過脂肪墊損傷膝關節滑膜和軟骨。

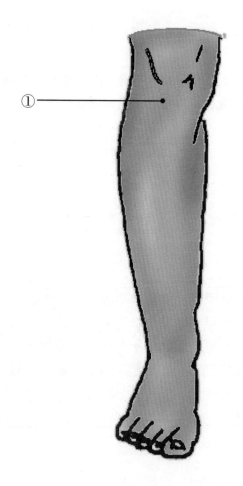

①進針點

三十六、髕韌帶損傷

病症　髕韌帶附著點，脛骨粗隆處疼痛或壓痛。膝關節不易伸直，走路跛行。股四頭肌收縮時，疼痛明顯。

治療

　　患者仰臥屈膝，讓足掌平放於治療床上，以髕韌帶附著點處的壓痛點為進針刀點。刀口線和髕韌帶縱軸一致，針體垂直髕韌帶平面刺入，達骨面，先縱行剝離，後橫行剝離。若有硬結，縱切幾刀，出針。

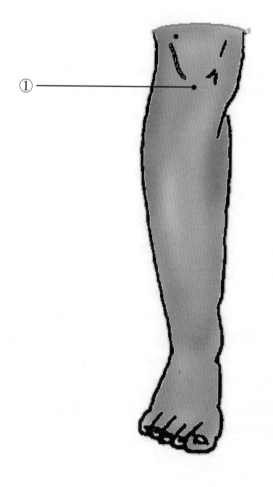

①髕韌帶附著點壓痛點

三十七、髕腱末端病

病症　　髕骨尖部由酸困不適逐漸發展為持續性鈍痛。開始活動時疼痛較重，稍活動後疼痛減輕。股四頭肌收縮時，疼痛明顯。觸診病變局部壓痛明顯，可觸及腫脹、鈍厚感或骨刺。

治療

患者仰臥，患肢伸直，窩下墊枕，使股四頭肌放鬆。以髕骨尖壓痛處為進針刀點，刀口線和髕韌帶縱軸一致，針體與髕腱約呈 30°角，垂直於髕骨尖骨面刺入，達髕骨尖，縱行疏通剝離，在骨面上劃幾條縱線，橫行擺動針體。若有骨刺，行鏟剝磨平法。

治療期間應局部制動，避免致傷因素的刺激。

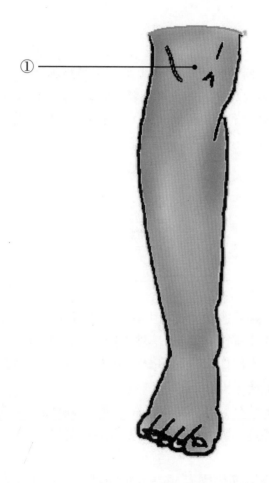

① ——

135

□神奇小針刀療法　第二部分／病症治療

①臏骨尖壓痛點

三十八、退行性膝關節炎

病症　　關節疼痛，伸屈受限。下蹲困難，行走不便。活動後加重，休息後減輕。X線片示：關節間隙變窄，軟骨下骨質邊緣硬化，關節邊緣增生，或有骨刺生成。

治療

以膝關節邊緣骨質增生處或骨刺處為進針刀點，針刀刺入皮膚後，讓刀口線和增生點的豎軸垂直，在增生點的尖部作切開鬆解術和鏟磨削平法，使骨刺的銳邊磨平後，出針。

若患肢有輕度外翻或內翻，則在膝關節間隙的內側或外側選一點，在中間部位把該處的側副韌帶切斷少許。

若膝關節周圍有痛點或壓痛點，則在該處進針刀，按常規操作先縱行後橫行鬆解剝離。

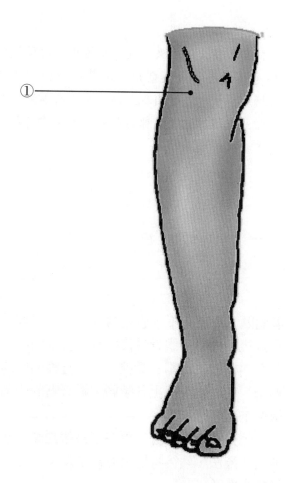

①壓痛點

三十九、跗管綜合徵

病症 初起，在久行、久立或勞累後出現內踝後部不適，休息後緩解。日久則出現跟骨內側和腳底麻木，或有蟻爬感覺。重者出現足部內在肌肉萎縮，走路跛行。叩擊內踝後方，足部針刺感加劇。作足部極度背伸時，症狀加劇。

治療

　　患者側臥，患側在下，患足內踝朝上，沙袋墊平穩。在內踝後下緣與足跟骨最後緣劃一直線和內踝前緣與跟骨底內側最前緣劃一直線，此兩直線的中間即為分裂韌帶，在此兩直線上分裂韌帶附著點的內側分別取 4 個點作為進針刀點。

　　並分別部分切斷支援帶，再在支持帶兩端沿韌帶內緣用通透剝離法，然後將足用力背屈幾次。術後 24 小時熱醋薰洗患足 2 次。

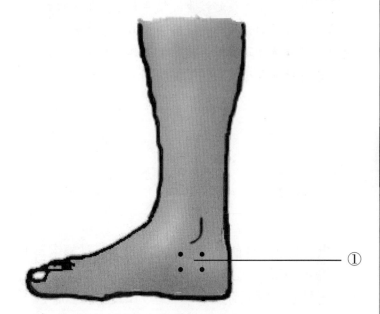

①

①4 個進針點

四十、跟骨骨刺

病症 足跟疼痛，晨起較重。稍活動後，足下輕鬆，走路稍多又可加重。休息後疼痛可減輕，重新起步時痛重。被動背伸踝關節可使足跟下疼痛加重。觸診跟骨底跟骨結節前緣偏內側壓痛明顯。

治療

患者俯臥，踝前墊枕，足跟向上。以壓痛處為進針刀點，刀口線與足底縱軸平行，針體垂直皮膚刺入，達骨面，探至骨刺尖端，將刀口線旋轉 90°角，行鏟磨消平法，將骨刺尖部的變性組織切開鏟去，3～4刀即可出針。創可貼保護針孔，術者一手使患足過度背伸，另一手拇指按壓足底跖腱膜向骨跟部推頂 2～3次。

注意切開剝離的位置一定要在骨刺尖部，並將尖銳的頂部磨平。

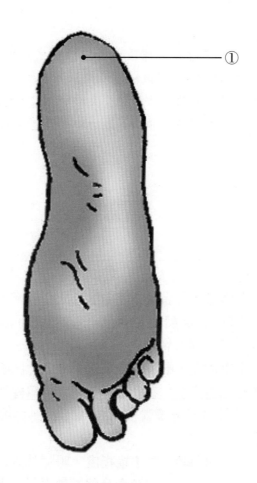

①壓痛點

□神奇小針刀療法　第二部分／病症治療

四十一、三叉神經痛

病症　三叉神經分佈區內發作性劇痛，持續時間短，一般數秒至 2～3 分鐘，間歇期正常，呈週期性，可由 1 日數次至 1 分鐘多次。發作期，患側臉部某個區域特別敏感，稍加刺激，即可引起疼痛發作。

治療

1. 在臉部，兩眉頭聯線中點（即印堂穴）處進針刀，刀口線與身體橫軸平行，從上到下沿皮橫刺 0.5～1 寸後，縱行剝離 2～3 刀，出針。

2. 正對瞳孔，眶下緣中點直下 0.3 寸凹陷處為眶下孔（即四白穴），在此處進針刀，刀口線與眶切跡平行，針體垂直皮膚刺入 0.2～0.3 寸，輕輕縱行剝離，出針。

3. 在下頜角前上方 1 橫指處，咀嚼時隆起處（即頰車穴）進針刀，刀口線與身體縱軸平行，垂直皮膚刺入 0.5～1 寸，使刀口與身體縱軸垂直，輕輕縱行剝離 2～3 刀，出針。

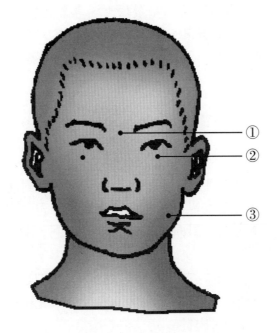

①印堂穴
②四白穴
③頰車穴

四十二、單純性周圍臉神經麻痺

病症

　　患者口眼歪斜，進食夾食、飲水漏水。查體見患側額紋消失、眼裂增大、鼻唇溝變淺、口角下垂、不能作皺眉、蹙額、閉目、鼓腮、露齒等動作。但伸舌居中，無肢體偏癱及言語障礙等症狀。

治療

　　1.正坐平視，在患側眉毛中點，正對前髮際連線的中上1/3交點（即陽白穴）處進針刀，刀口線與身體橫軸平行，斜向下刺入0.5寸，縱行剝離2～3刀，出針。

　　2.以四白穴為進針刀點，刀口線與身體橫軸平行，針體垂直皮膚，刺入0.5公分，先縱行再橫行剝離2～3刀，出針。

　　3.耳屏前0.5寸凹陷處（張口時可鼓起），即牽正穴。在此處進針刀，刀口線與身體縱軸平行，針體垂直皮膚，刺入1～2公分，先縱行再橫行剝離2～3刀，出針。

　　4.以健側合谷穴為進針刀點，刀口線與拇收肌纖維平行，垂直皮膚刺入1～2公分，先縱行再橫行剝離2～3刀，出針。

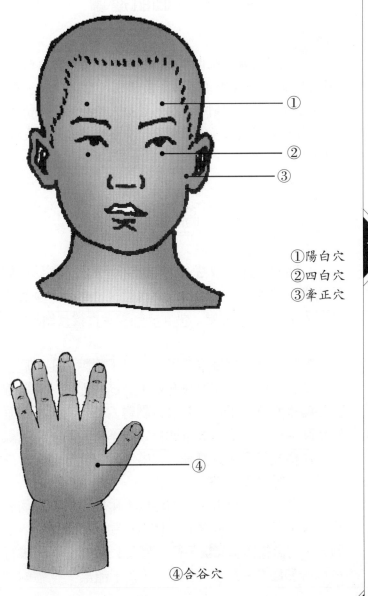

①陽白穴
②四白穴
③牽正穴

④合谷穴

四十三、面肌痙攣

病症　單側臉部肌肉陣發性不自主抽搐，常自眼輪匝肌開始，漸擴展到同側諸表情肌，唯額肌較少受累。呈間歇性不規則性發作。疲勞、精神緊張、情緒激動等可誘發或加重，肌電圖示有纖維震顫而無失神經支配。

治療

1. 面神經幹刺激點，在乳突尖與下頜骨髁狀突聯線的中點處進針刀。刀口線與身體縱軸平行，垂直皮膚刺入1～1.5公分處，沿面神經幹走行縱行剝離2～3刀，出針。

2. 眼輪匝肌痙攣重者可加治以下兩點：①以眉中穴（即眶上緣中點正對瞳孔處）為進針刀點，刀口線與眼輪匝肌纖維平行，刺入後調轉刀口，向眉兩旁垂直切斷部分肌纖維。②以四白穴為進針刀點，刀口線與身體橫軸平行，針體垂直皮膚，刺入0.5公分，先縱行再橫行剝離2～3刀，出針。

3. 面口肌痙攣重者可加治以下兩點：①在雙側鼻翼外緣中平齊的鼻唇溝向內側定一點，用針刀向內上刺入，刀口線與鼻翼線平行，刺入1～2公分，先縱行再橫行剝離2～3刀，出針。②在下頜部，下唇的下

方，頦唇溝中央的凹陷（承漿穴）處左右旁開１寸處，刀口線與口輪匝肌纖維平行，刺入０.５公分，調轉刀口，切斷部分肌纖維，出針。

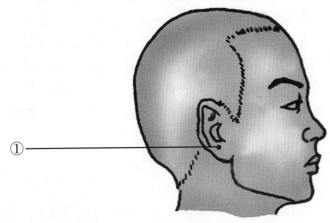

①乳突尖與下頜骨髁狀突連線的中點

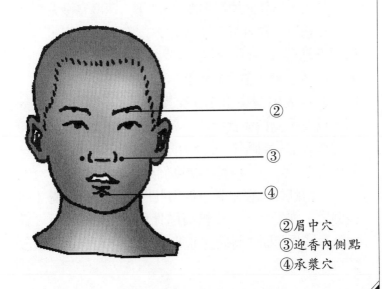

②眉中穴
③迎香內側點
④承漿穴

四十四、癲 癇

病症

患者突然意識喪失，全身肌肉強直性收縮而跌倒在地，一般持續數秒，伴尖叫聲，面色青紫口吐白沫，很快出現肌陣攣，歷時數分鐘或更長時間，頻率逐漸減慢。抽搐停止後，患者仍處於昏迷狀態，全身肌肉鬆弛，可有大小便失禁。患者完全清醒後，對整個發作過程無記憶，常感頭痛，周身酸軟，嗜睡。

治療

第一組方案：

1.在頭頂正中線與兩耳尖連線的交點處（即百會穴）進針刀，刀口與人體縱軸平行，針體與進針平面垂直刺入，達骨面縱行剝離2～3下，速度宜慢。

2.在第7頸椎棘突下（即大椎穴）進針刀，刀口線與脊柱縱軸平行，針體與背部下段呈80°角，刺入0.3～0.5公分，縱行剝離2～3下。

3.在人中溝中上1/3交點處（即人中穴）進針刀，以左手拇指與食指將上唇捏緊，使該點隆起，刀口線與人體縱軸平行，針尖向上與下部平面呈45°角斜刺入0.5公分，橫行小幅度剝離2下即可。

4.俯臥位，在尾骨下端與肛門之間的凹陷處（即長強穴）進針刀，刀口線與尾骨和肛門連線平行，針鋒緊靠尾骨前面，斜刺入0.8～1公分，有酸脹感擴散即可。

5.在尾骨尖上2寸，骶角之間凹陷中（即腰奇穴）進針刀，刀口線與脊柱縱軸平行。先直刺0.3公分，再將針鋒沿脊柱正中向上平刺2公分，縱行及橫行剝離各2～3下。

第二組方案，以下列4點為進針刀點。

1.第4腰椎棘突下凹陷中（腰陽關穴）。

2.第1胸椎棘突下凹陷中（陶道穴）。

3.第3胸椎棘突下凹陷中（身柱穴）。

4.第11胸椎棘突下凹陷中（脊中穴）。

在進針刀點，刀口線與脊柱縱軸平行，針體向上傾斜與下段脊柱呈30°角刺入，在上棘突的下緣橫行剝離2～3下。再在第一、二蹠骨間隙的中點（即太衝穴）進針刀，刀口線與骶骨縱軸方向平行，針體垂直皮膚刺入0.3公分，橫行剝離2～3下。

以上兩組方案交替使用，每5～7天1次。

發作期加用如下部位：

1.在第5掌骨小頭後下方的凹陷處赤白肉際（即後谿穴）進針刀，刀口線與掌骨縱軸平行，針體垂直皮膚刺入0.3～0.5公分，橫行剝離2～3下，速度宜快。

2.在外踝尖直下凹陷處（即申脈穴）進針刀，刀口線與下肢縱軸平行，針體垂直皮膚刺入0.3公分，快速橫行剝離2～3下，出針。

間歇期加用如下部位：

1.在內踝尖直下凹陷中（即照海穴）進針刀，刀口線與下肢縱軸平行，針體垂直皮膚刺入，快速橫行剝離2～3下。

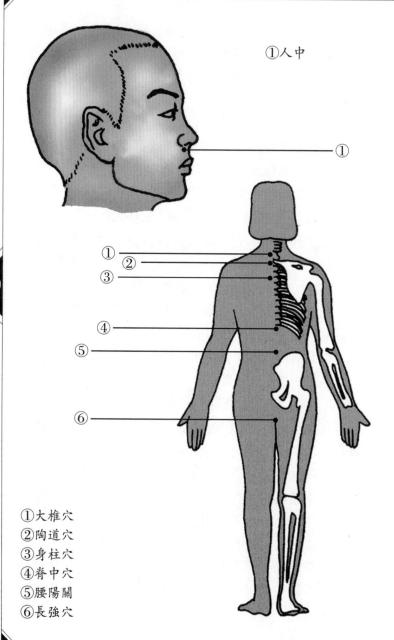

①人中

①大椎穴
②陶道穴
③身柱穴
④脊中穴
⑤腰陽關
⑥長強穴

2. 在內踝尖上 3 寸，脛骨後緣（即三陰交穴）進針刀，刀口線與下肢縱軸平行，針體垂直皮膚刺入，快速橫行剝離 2～3 下。

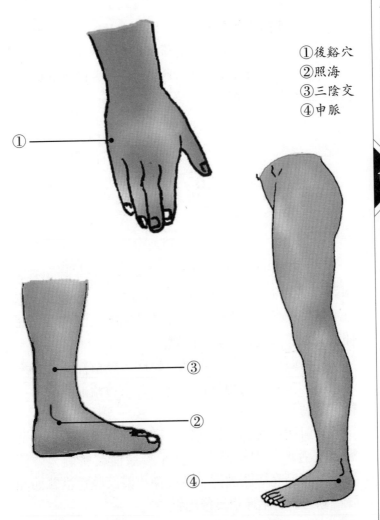

①後谿穴
②照海
③三陰交
④申脈

①
③
②
④

四十五、類風濕性關節炎

病症

多關節疼痛、腫脹、呈對稱性，多從四肢遠端小關節開始。伴晨僵，關節活動受限，甚則出現關節畸形，皮下觸及類風濕結節。Ｘ光線片顯示有骨侵蝕。類風濕因數陽性。

治療

1.避開關節周圍的神經血管，用針刀在關節囊周圍選擇數點刺入，然後調轉刀口線，與關節間隙平行，將關節囊切開1～2刀，鬆解關節囊。並用手法屈伸這些關節，使關節囊徹底鬆開。

2.將關節周圍軟組織進行鬆解，鬆解點以疼痛點為依據，按針刀常規操作方法，先縱行疏通剝離，再橫行擺動針體。

3.對病情晚期，軟組織已經形成粘連，瘢痕，關節強直者，針刀治療刀口線平行肢體縱軸刺入關節囊，將關節囊切開數刀，然後深入關節腔並沿關節間隙擺動，剝離粘連組織後出針。

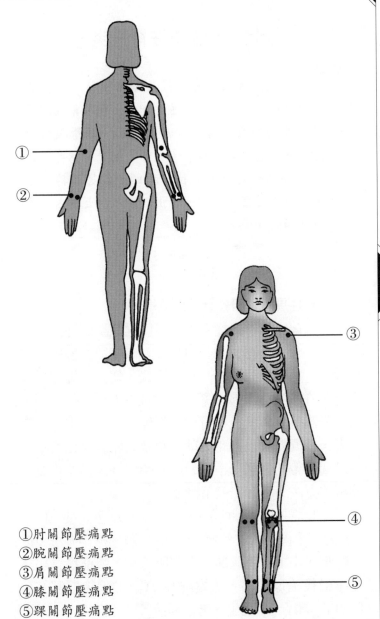

①肘關節壓痛點
②腕關節壓痛點
③肩關節壓痛點
④膝關節壓痛點
⑤踝關節壓痛點

四十六、強直性脊柱炎

病症　多數患者病變首先累及骶髂關節，雙側對稱，出現腰部或臀部疼痛，並逐漸向上發展累及胸椎和頸椎。出現脊柱強直、背痛、胸痛、胸廓擴張受限、體檢發現患者腰部前屈、後仰、側彎、轉身等動作受限，頸部固定於前屈位，抬頭、側彎及轉動受限，部分患者可累及髖關節，出現髖部和大腿內側疼痛，下肢活動受限。

治療

1.脊柱周圍軟組織針刀鬆解術

病人俯臥，首先從患者第 1 胸椎棘突間隙及其旁開 1.5 公分各一點為進針刀點，刀口線與人體縱軸平行進入，達橫突骨面時，轉動刀鋒，使刀口線和橫突平行，在橫突上緣或下緣，橫切 2～3 刀。對早期患者，先縱行剝離，後橫行切開剝離即可；對中、晚期患者，棘間韌帶已鈣化，就必須做切開剝離以切斷部分棘間韌帶，直到針下有鬆動感時出針，壓迫止血，同樣的方法治療下 2～4 個椎體。

一般地，1 次治療 3～5 個椎體。5～7 天後，作第 2 次針刀手術。依次治療 3～5 個椎體。操作方法，以此類推，由上向下延展，直到所有胸、腰椎都鬆解為止，最後治療頸部，先鬆解 C_5、C_6、C_7，後鬆解 C_2、C_3、C_4，順序自下而上，方法同前。

2.髖關節周圍軟組織鬆解術

患者仰臥，前側進針刀，在腹股溝韌帶下相當於髖關節投影處選 1～2 個點，注意避開股神經、動脈及靜脈，或患者健側臥位，在髖關節投影處及股骨大轉子尖部及其前方選 2～3 個點進針刀，鬆解軟組織。

①鬆解髖關節的關節囊，使關節腔內減壓；②鬆解附著於大轉子上的軟組織，以改善髖關節功能。

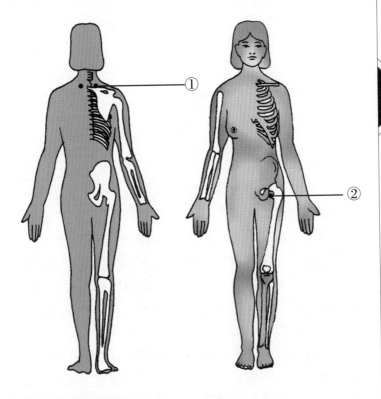

①第 1 胸椎棘突旁開 1.5 寸
②腹股溝韌帶下進針點

四十七、急性上呼吸道感染

病症

　　初期有咽乾、咽癢或燒灼感，逐漸出現噴嚏、鼻塞、流涕，可伴咽痛、聲嘶、咳嗽。部分患者有畏寒、低熱和頭痛，聽診雙肺未及乾濕羅音，檢查可有咽部充血。

治療

　　1.在第 7 頸椎棘突下凹陷處（大椎穴）進針刀，刀口線與脊柱縱軸平行，針體斜向下方與背部呈 80°角，刺入 0.3～0.5 公分，縱行剝離 2～3 下即可。

　　2.在第 3 胸椎棘突下凹陷處左右旁開 1.5 寸（同身寸），即肺俞穴進針刀，刀口線與脊柱縱軸平行，針體略向外側傾斜與外側背面呈 60°角，刺入 0.3～0.5 公分，縱行和橫行剝離 2～3 下，出針。

　　3.發熱者在肘關節橈側，當肘關節屈曲 90°時，肘橫紋盡頭處，即曲池穴進針刀。刀口線與上肢前臂縱軸平行，針體垂直皮膚刺入 2～3 公分左右，縱行和橫行剝離 2～3 下，出針。

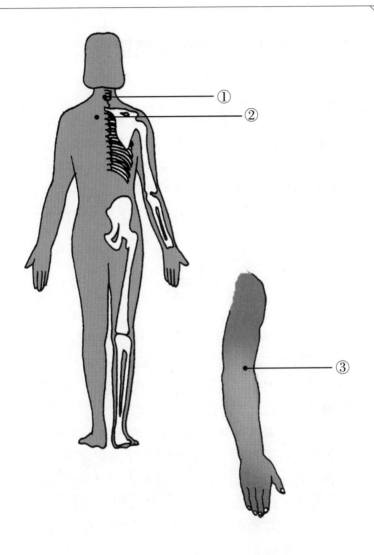

□神奇小針刀療法　第二部分／病症治療

①大椎
②肺俞穴
③曲池穴

四十八、慢性支氣管炎

病症　多於寒冷季節發病，出現咳嗽、咳痰，以晨起為甚。痰呈白色黏液泡沫狀，黏稠不易咳出，急性上呼吸道感染時症狀加劇。嚴重者可併發肺氣腫，出現呼吸困難，聽診在肺底部可聞及乾濕羅音，觸診 T_3 上、下、左、右可見壓痛，軟組織可見結節和條索。

治療

1. 以 T_3 上、下、左、右的陽性反應點為進針刀點，刀口線與人體縱軸平行，針體垂直皮膚刺入，達相應深度後，有疼痛者則行縱行和橫行剝離法即可。有結節或條索者則需縱切幾刀，出針。

2. 在第 7 頸椎棘突下凹陷處（大椎穴）進針刀，刀口線與脊柱縱軸平行，針體斜向下方與背部呈 80°角，刺入 0.3～0.5 公分，縱行剝離 2～3 下，出針。

3. 在 T_4 凹陷處左右旁開 3 寸（膏肓穴）進針刀，刀口線與脊柱縱軸平行，針體垂直皮膚刺入，達肋骨背面，縱行剝離 2～3 下，出針。

4. 在 T_3 棘突下凹陷處左右旁開 1.5 寸（肺俞穴）進針刀，刀口線與脊柱縱軸平行，針體垂直背面皮膚刺入，達肋骨背面，縱行剝離 2～3 下，出針。

5.哮喘嚴重者，在第 7 頸椎棘突下凹陷處旁開
0.5寸（定喘穴）進針刀，針體垂直皮膚，刀口線與
脊柱縱軸平行刺入，針體斜向棘突根部，達 T_1 椎弓和
肋骨頭背面，縱行剝離 2～3 下，出針。

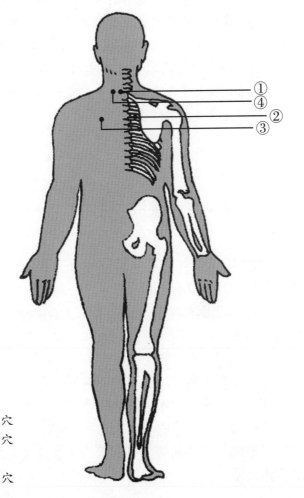

①大椎穴
②肺俞穴
③膏肓
④定喘穴

四十九、支氣管哮喘

病症

典型患者發作前有打噴嚏、流涕、咳嗽、胸悶等先兆症狀。進而因支氣管阻塞加重而出現哮喘，即伴有哮鳴音的呼氣性呼吸困難，呼吸常在 28 次／分以上，脈搏 110 次以上。患者被迫坐位或端坐呼吸，乾咳或咳大量白色泡沫痰，甚至出現紫紺，緩解期無任何症狀或異常體症。

治療

1. 在 T_3 周圍有壓痛、結節或條索等陽性反應點者，其操作同本章第四節。

2. 在 T_3 周圍無陽性反應點者，其治療應選以下四個進針刀點：

①C_7 棘突下凹陷處（大椎穴）。

②T_4 棘突下凹陷處的兩側旁開 3 寸（膏肓穴）。

③T_3 棘突下凹陷處旁開 1.5 寸（肺俞穴）。

④C_7 棘突下凹陷處旁開 0.5 寸（定喘穴）。

具體操作方法同慢性支氣管炎，注意縱行剝離時速度應緩慢。

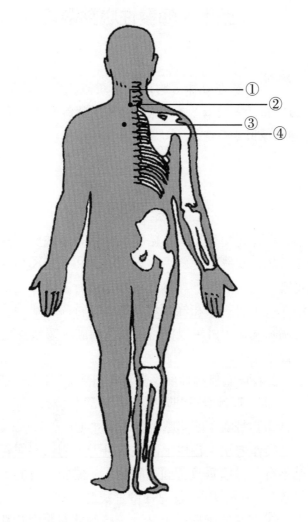

①大椎穴
②定喘穴
③T$_3$壓痛點，肺俞穴
④膏肓穴

五十、陣發性心動過速

病症

　　患者心悸、胸悶、頭頸部發脹、頭暈、乏力、出汗、噁心，多為情緒激動、猛然用力、疲勞或飽餐等因素而誘發，心電圖檢查可以確診。

治療

　　1.T$_5$周圍有壓痛、結節或條索等陽性反應點者，在各陽性反應點進針刀，刀口線均和人體縱軸平行，垂直刺入，達相應深度後，痛點進行縱行和橫行剝離法即可，有結節和條索者則還需進行縱行切開法或瘢痕刮除法，出針，以創可貼保護創面，按壓各點2～5分鐘。

　　2.T$_5$周圍無陽性反應點者，則需治療以下各點。

　①以T$_4$棘突下凹陷處旁開1.5寸（厥陰俞）。

　②T$_5$棘突下凹陷處旁開1.5寸（心俞）。

　　操作方法：在以上四點進針刀，刀口線與脊柱縱軸平行，針體垂直背面皮膚刺入，達肋骨背面，縱行剝離2～3下即可。注意速度宜緩慢。

　③在雙側腕橫紋上2寸，橈側腕屈肌腱和掌長肌腱之間各定一點（內關穴）。在此處進針刀，刀口線與上肢縱軸平行，針體垂直皮膚刺入0.5～1公分，縱行剝離2～3下即可。

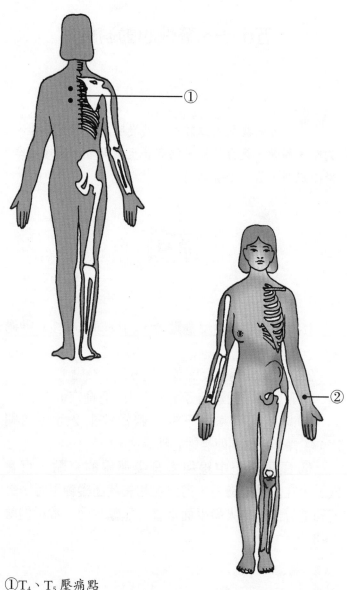

①

②

①T₄、T₅壓痛點
②內關穴

五十一、竇性心動過緩

病症　可無症狀，但若心率減慢明顯，可有心悸、胸悶、頭暈、乏力等症，偶有發生暈厥者，聽診心率慢而規則，第一心音減弱。

治療

1.T$_5$周圍有陽性反應點者，治療同陣發性心動過速。

2.T$_5$周圍無陽性反應者，治療以下幾點：

①T$_5$刺突下凹陷處旁開1.5寸（心俞穴）。

②雙側前臂掌面下端，腕橫紋上2寸（內關穴），操作方法同陣發性心動過速。

③頭頂部正中線與兩耳尖連線的交點（百會穴），在此點進針刀，刀口線和矢狀面縱軸平行，針刀和進針部位的人體平面垂直，達顱骨面，縱行剝離2～3下。

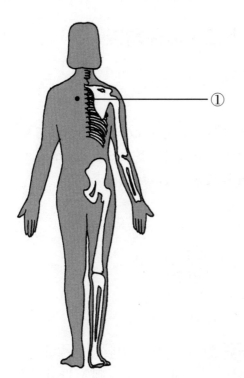

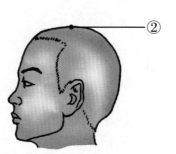

①心俞穴
②百會穴

五十二、慢性胃炎

病症　大多數患者無症狀或有程度不同的消化不良症狀，如上腹隱痛，食慾減退，餐後飽脹，反酸等，其診斷主要依靠胃鏡及胃黏膜活組織檢查。

治療

1. 在臍與劍突連線的中點處（中脘穴）進針刀，刀口線與腹中線平行，針體垂直皮膚，刺入 1～1.5 公分，縱行剝離 3～4 下，食慾減退者剝離速度宜慢；常感饑餓者，縱行剝離後，快速橫行剝離 5～6 下，出針。

2. 在兩側髕韌帶外側緣凹陷處下 3 寸，脛骨旁開 1 橫指處（足三里）進針刀，刀口線與下肢縱軸平行，針體垂直皮膚刺入 1.5～2 公分，剝離方法同上。

3. 在 T_{11}、T_{12} 棘突下凹陷處左右旁開各 1.5 寸（脾俞、胃俞）四點進針刀，刀口線與脊柱縱軸平行，針體垂直皮膚刺入 1.5～2.5 公分，剝離方法同前。

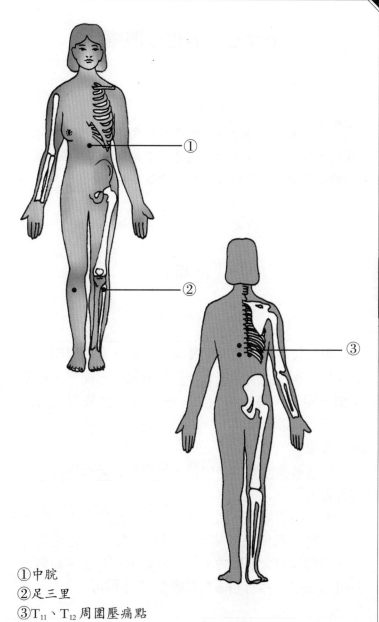

□神奇小針刀療法　第二部分／病症治療

①中脘
②足三里
③T₁₁、T₁₂周圍壓痛點

五十三、消化性潰瘍

病症 大多數患者無症狀或有程度不同的消化不良症狀，如上腹隱痛，食慾減退，餐後飽脹，反酸等，其診斷主要依靠胃鏡及胃黏膜活組織檢查。

治療

中上腹疼痛，長期反覆發作，有一定的周期性和節律性，與飲食關係密切，可伴有燒心、反胃、噯氣反酸、噁心、嘔吐等症狀，嚴重者會併發消化道出血、穿孔及幽門梗阻。

治療：

1.在脾俞、胃俞、中脘、足三里處的操作方法同慢性胃炎。

2.腹痛明顯者，加上雙側大腿內側股骨內上髁上1寸，縫匠肌與股內側肌之間定一點，在此處進針刀，刀口線與大腿縱軸平行，針體垂直皮膚平面刺入1～1.5公分，縱行和橫行剝離2～3下即可。

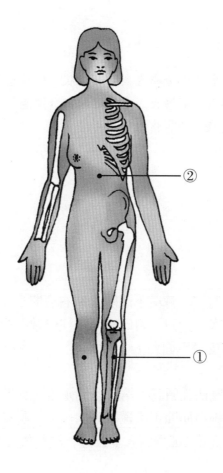

①進針點
②中脘

五十四、慢性肝炎

病症　相當部分患者無明顯症狀，僅於體檢時發現肝功能異常或肝腫大，常見症狀為肝區隱痛、食慾減退、疲乏及大便習慣改變。

治療

1.在 T$_9$、T$_{10}$ 棘突下凹陷處左右旁開 1.5 寸，即肝俞、膽俞穴進針刀，刀口線與脊柱縱軸平行，針體垂直，局部皮膚平面刺入 1～1.5 公分，縱行緩慢剝離 3～4 下。

2.在雙側乳頭直下第 6 肋間隙處（期門穴）進針刀，刀口線與肋間神經纖維方向一致，針體向外側傾斜與胸平面成 30°角刺入 1 公分，縱行緩慢剝離 2～3 下。

3.腹脹、腹瀉及食慾減退明顯者，可加用脾俞、胃俞、中脘、足三里等穴。進針刀方法同前，刺入 1.5 公分左右，縱行緩慢剝離 3～4 下即可。

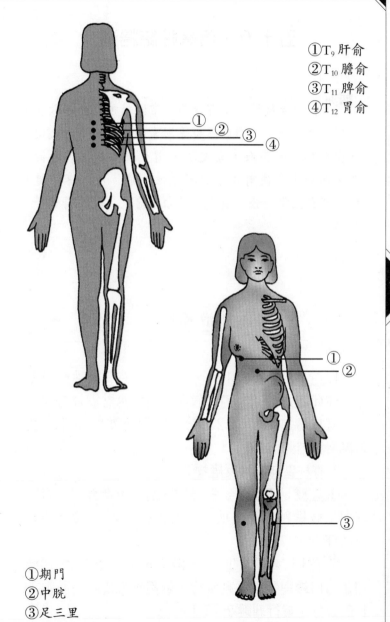

①T₉ 肝俞
②T₁₀ 膽俞
③T₁₁ 脾俞
④T₁₂ 胃俞

①期門
②中脘
③足三里

五十五、潰瘍性結腸炎

病症　　起病緩慢、反覆發作。常因精神刺激、飲食失調、過度疲勞、繼發感染等因素而誘發。患者大便量少而黏滯帶膿血，大便次數增多或便秘，裏急後重。部分患者便前左下腹痙攣性疼痛，便後疼痛緩解，可有上腹飽脹、噯氣、惡心等症狀，聽診腸鳴音亢進。

治療

1. 在 T_{11}～T_{12} 及 L1 上、下、左、右有陽性反應點者，在此處進針刀，刀口線與陽性反應點縱軸方向一致垂直皮膚進入 1.5～2 公分，縱行剝離 2～3 下，並將條索和結節切開。

2. 脊柱區無陽性反應物者。

①在雙足三里（定點方向同前）處進針刀，刀口線與下肢縱軸平行，垂直刺入 2～3 公分，縱行剝離 2～3 下。

②在 L4 棘突下凹陷處旁開 1.5 寸（大腸俞）進針刀，刀口線與脊柱縱軸平行，針體垂直皮膚平面刺入 1.5 公分，縱行剝離 2～3 下。

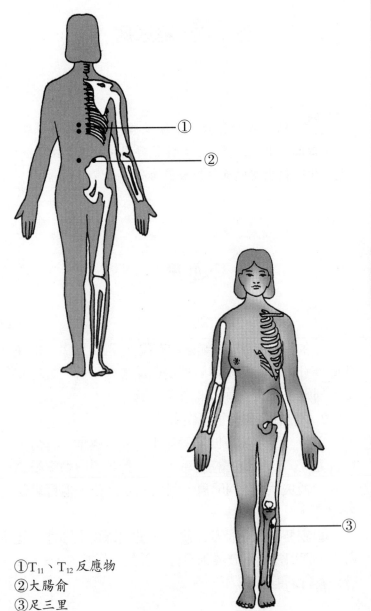

173

①T₁₁、T₁₂反應物
②大腸俞
③足三里

五十六、糖尿病

病症

以多飲、多食、多尿及體重減輕為典型表現，但臨床上「三多一少」症候群同時出現者並不多見，化驗檢查空腹及餐後血糖均高於正常。

治療

1.在 T_7～T_9 脊柱區範圍內有陽性反應 點者，即在此處進針刀，刀口線與陽性反應點縱軸平行，縱行和橫行剝離 2～3 下，並切開結節或條索。

2.脊柱區無陽性反應點者

①T_7、T_{11} 棘突下凹陷旁開 1.5 寸（膈俞、脾俞）進針刀，刀口線與脊柱縱軸平行，針尖斜向棘突根部方向，與矢狀面呈 45°角，刺入 0.8 公分，縱行剝離 2～3 下。

②在雙足三里及雙三陰交（當內踝尖上 3 寸）進針刀。刀口線與下肢縱軸平行，針體垂直刺入 1～2 公分，縱行剝離 2～3 下。

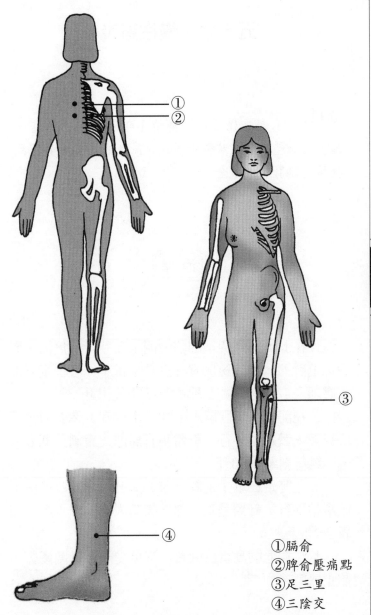

□神奇小針刀療法　第二部分／病症治療

①膈俞
②脾俞壓痛點
③足三里
④三陰交

五十七、慢性腎炎

病症

　　患者病程較長，持續1年以上，表現為水腫，高血壓，無症狀蛋白尿或血尿，或僅出現多尿及夜尿，伴腎功能不全。

治療

　　1.在 L_1、L_2 棘突下凹陷旁開1.5寸（三焦俞、腎俞）進針刀，刀口線與脊柱縱軸平行，針體垂直局部皮膚刺入1公分，縱行剝離2～3下後出針。

　　2.在前正中線肚臍上1寸（水分穴）進針刀，刀口線與人體縱軸平行，針體垂直局部皮膚刺入0.8公分，縱行剝離2～3下。

　　3.在雙足三里（定點見前）進針刀，刀口線與下肢縱軸平行，針體垂直局部皮膚刺入1公分，縱行剝離2～3下。

　　4.注意低鹽高蛋白飲食，避免受涼，過度疲勞，防止感染。

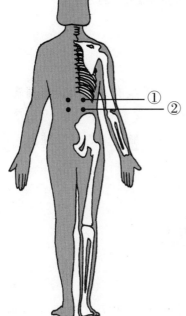

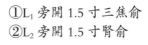

①L$_1$ 旁開 1.5 寸三焦俞
②L$_2$ 旁開 1.5 寸腎俞

□神奇小針刀療法　第二部分／病症治療

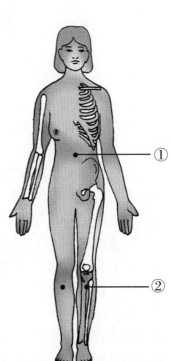

①水分
②足三里

五十八、乳腺囊性增生

病症

　　週期性乳房脹痛，與月經有關，觸診可觸及多發性結節狀腫，大小不一，質韌而不硬，活動度好，但與周圍組織分界不清楚，腋窩淋巴結不腫大。

治療

　　1. 在 T_9 棘突下凹陷旁開 1.5 寸（肝俞穴）進針刀，刀口線與脊柱縱軸平分，針體垂直局部平面刺入 0.8～1 公分，橫行剝離 2～3 下出針。

　　2. 在乳頭連線之中點處（膻中穴）進針刀，刀口線與脊柱縱軸平行，針體垂直皮膚刺入，達骨面，橫行剝離 2～3 下。

　　3. 在肩胛骨下窩凹陷處（天宗穴）進針刀，刀口線與脊柱縱軸平行，針體垂直局部平面，刺入 1 公分，橫行剝離 2～3 下。

　　4. 在前臂背面下段，腕背橫紋上 2 寸，尺橈骨之間（外關穴）進針刀，刀口線與上肢縱軸平行，針體垂直局部平面刺入 0.5～0.8 公分橫行剝離 2～3 下。

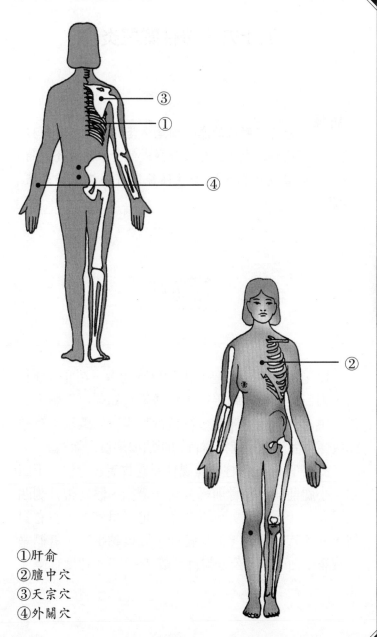

□神奇小針刀療法　第二部分／病症治療

①肝俞
②膻中穴
③天宗穴
④外關穴

五十九、慢性闌尾炎

病症　患者有明確的急性闌尾炎發作史，有不同程度的右下腹疼痛史，並會因勞累或飲食不節誘發，觸診右下腹壓痛，T_{10}～T_{11}脊柱區範圍有壓痛結節或條索狀物。

治療

1. 在 T_{10}～T_{11} 脊柱區有陽性反應物者，在此處進針刀，刀口與脊柱縱軸平行，針體垂直局部平面刺入，達相應深度，有壓痛者，行縱行和橫行剝離法；有結節或條索者，則需進行縱行切開法或瘢痕刮除法。

2. 在 T_{10}～T_{11} 脊柱區無陽性反應物者，選擇以下四點：小腿前側，脛骨前緣旁開一橫指，髕韌帶外側凹陷下 5 寸（闌尾穴），下 3 寸（足三里穴），左右對稱，共 4 穴進針刀，刀口線與下肢縱軸平行，針體垂直皮膚平面刺入 1 公分縱行剝離 2～3 下，速度宜慢。

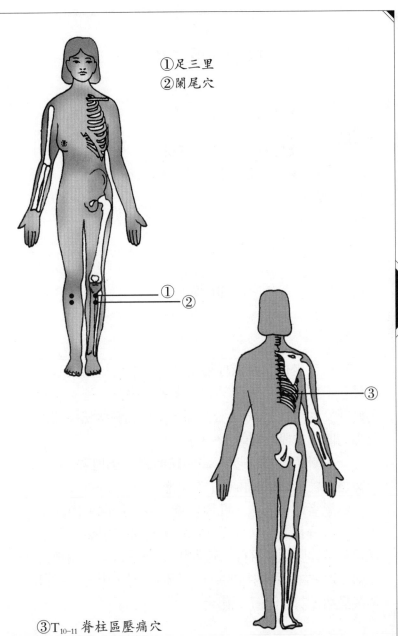

①足三里
②闌尾穴

①
②

③T₁₀₋₁₁ 脊柱區壓痛穴

六十、肛　裂

病症　　排便時和排便後，肛門劇烈疼痛，伴血便和便秘。局部檢查，發現肛管後正中部位的肛裂「三聯徵」，可確診。

治療

1.患者坐位，在骶椎和尾骨一線上可見高粱米大小紅色斑點。在此處進針刀，術者右手持Ⅰ型4號針刀刺準反應點0.2～0.4公分深，用切開剝離法將紅色斑點切開，並橫行剝離2～3下。

一般針刀治療1次疼痛明顯減輕，出血停止，5天後復診檢查未癒，再作1次可癒。

2.患者取截石位，肛周常規消毒，局麻。距肛裂下方1公分進針刀，左手中指伸入肛裂作引導，刀口淺與外括約肌肌紋平行，刺入肛管2～3公分，調轉刀口線15°左右，將內括約肌切割2～3刀，出針。每日便後換藥1次，5～7天癒合。

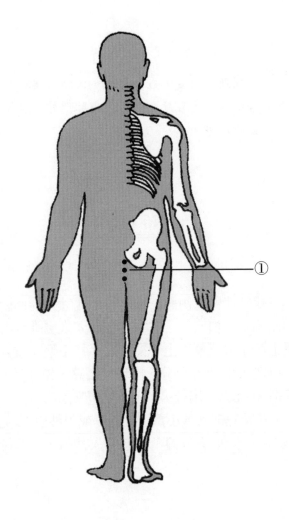

①進針點

①進針點

六十一、痔　瘡

病症

　　間歇性血便，血色鮮紅，內痔不伴疼痛；外痔和混合痔達一定程度，即可脫出肛門外，並伴有疼痛，排便時加重。

治療

　　在雙側前臂掌側面，腕橫紋上4寸，橈側腕屈肌腱的兩側（二白穴），左右各2共4穴處進針刀，患者雙上肢平放治療臺上，術者右手持Ⅰ型4號針刀直刺二白穴0.2～0.4公分，出現酸脹感，先縱行，後橫行切割3～4刀，出針，以創可貼包紮創口。

　　便後及睡前熱鹽小薰洗肛門。或用朴硝15克、明礬10克，水煎15分鐘，趁熱倒入盆內，先薰後洗及坐浴。

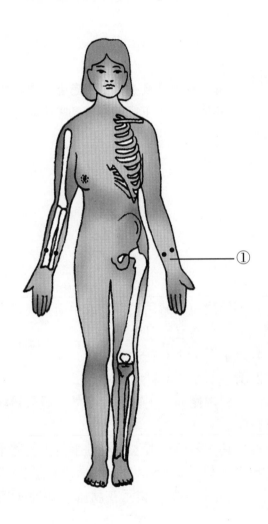

①二白穴

六十二、急性尿瀦留

病症　　有脊柱外傷或手術史，患者下腹部脹滿，有尿急，但無法排出，下腹部可觸及膨脹的膀胱，叩診可聞及濁音。

治療

針刀治療主要適用於藥物或手術、產後引起者，選擇以下幾點為進針刀點：

1. 臍中下4寸（中極穴）。
2. 臍中下3寸（關元穴）。
3. 小腿內側面，內踝尖上3寸，脛骨後緣凹陷處（三陰交）。

操作時，刀口線與人體縱軸平行，針體垂直進針部位皮膚，刺入0.5～1公分，橫行剝離2～3下，速度宜快，注意中極、關元在膀胱充盈時不宜刺得過深。

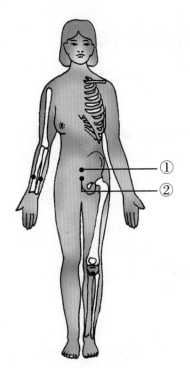

①關元穴
②中極穴

①
②

□神奇小針刀療法　第二部分／病症治療

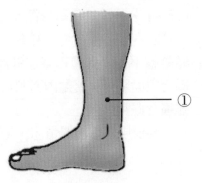

①

①三陰交

六十三、男性性功能障礙

病症 是以性功能異常改變為特徵，表現為患者無性慾，性慾減低或性慾旺盛，以及陽痿早洩、遺精等。

治療

1.在臍中下3寸（關元穴）進針刀，刀口線與人體縱軸平行，針體垂直進針部位皮膚平面，刺入0.5～1公分，縱行緩慢擺動2～3下。

2.在臍中下4寸（中極穴）進針刀，刀口線與人體縱軸平行，針體垂直進針部位皮膚平面後，沿恥骨聯合內面平行，緊貼內面刺入1.5～2.5公分，縱行剝離橫行擺動。

治療中注重調暢情志，增加營養及適當休息。

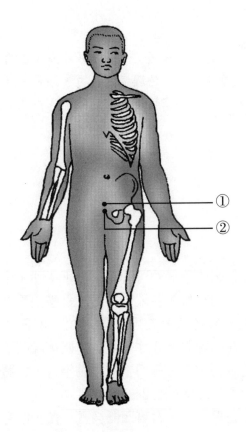

①關元穴
②中極穴

六十四、慢性前列腺炎

病症
　　患者感尿頻、尿急、尿痛或尿道灼熱感，並向陰莖頭部放射，伴腰痛、乏力、頭暈、眼花、性功能障礙。以非細菌性慢性前列腺炎為多見。

治療

　　1.在臍中下3寸（關元）、下4寸（中極）處進針刀，刀口線與身體縱軸平行，針體垂直進針刀點皮膚刺入0.5～1公分縱行緩慢剝離2～3下。

　　2.在內踝尖上3寸，脛骨內側後緣凹陷處（三陰交）進針刀，刀口線與下肢縱軸平行，針體垂直局部皮膚刺入，縱行剝離2～3下。

　　3.在臀部，平對第四骶後孔，骶正中脊旁開3寸（秩邊穴）進針刀，刀口線與脊柱縱軸平行，針體垂直進針部位皮膚，刺入1～2公分，縱行剝離2～3下，速度宜慢。

　　4.在臍中下3寸，前正中線旁開2寸（水道）進針刀，操作方法同秩邊穴。

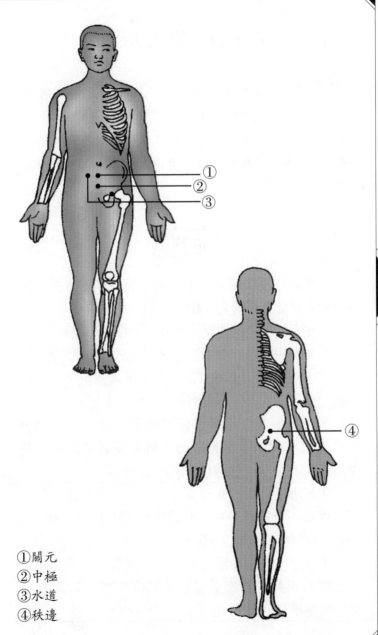

□神奇小針刀療法　第二部分／病症治療

①關元
②中極
③水道
④秩邊

六十五、帶狀疱疹

病症

　　皮損常發生在身體的一側，一般不超過中線，沿某一周圍神經分佈區排列，多見於肋間神經或三叉神經第一分支區。患處往往先有感覺過敏和神經痛，隨後出現潮紅斑，繼而變成簇集性水皰，帶狀排列。

治療

　　1.在脊柱區帶範圍內能觸到壓痛，結節或條索狀改變者，在此處進針刀，操作方法同前。

　　2.在脊柱區無陽性反應點者，選擇以下幾點治療

　　①在患側肢屈肘90°時，肘橫紋盡頭處（曲池穴）進針刀，刀口線與橈骨縱軸平行，針體垂直進針部位皮膚，刺入1公分，快速橫行剝離2～3下。

　　②在患側第2掌骨橈側緣中點（合谷穴）進針刀，刀口線與第2掌骨平行，針體垂直進針部位皮膚，刺入1公分，快速橫行剝離2～3下。

　　③在患側髕底內側緣上2寸（血海穴）進針刀，刀口線與下肢縱軸平行，針體垂直部位皮膚，刺入2公分，快速橫行剝離2～3下。

　　④在患側橫紋中點（委中穴）進針刀，刀口線與下肢縱軸平行，針體垂直進針部位皮膚，刺入1公分，快速橫行剝離2～3下。

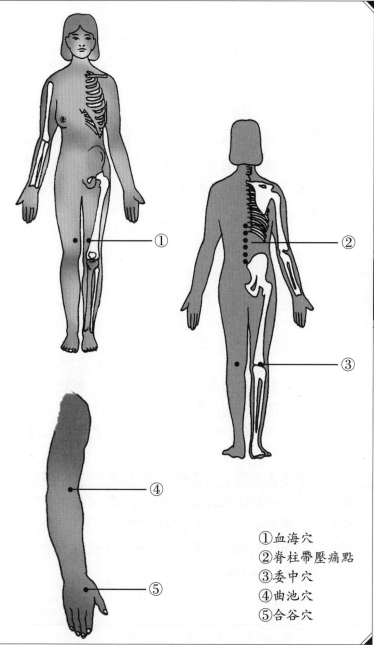

①血海穴
②脊柱帶壓痛點
③委中穴
④曲池穴
⑤合谷穴

六十六、尋常疣

病症　　皮損為針頭至豌豆大，呈半圓形或多角形隆起，呈正常膚色或灰褐色，頂部可呈乳頭樣增生，周圍無炎症，一般無自覺症狀，偶有壓痛，摩擦或撞擊時易出血。

治療

尋常疣單獨一個者，針刀手術剔除，多個者只手術剔除「母疣」，其餘的子疣在「母疣」術後一個月內可自行脫落。若有個別不脫落者，再行手術治療一次。

操作方法：常規消毒後，用2%的利多卡因或普魯卡因在疣的基底部局麻。術者左手持無菌鑷子夾住疣體，右手持針刀，使針體與皮膚平面呈15°角沿疣體根部四周切割剔除，使剔除後的疣床略向內凹。創面塗碘酒後包紮，保持3天。

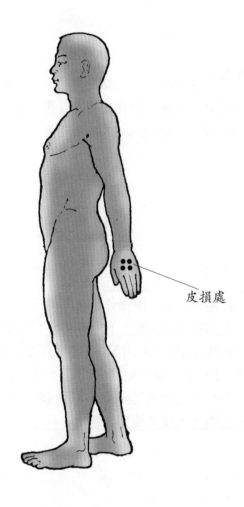

皮損處

於皮損處進針

六十七、足 癬

病症 常於趾間、足蹠及其側緣、掌面出現針頭大小丘疱疹及疱疹，壁厚發亮、反覆發生，伴瘙癢，疱乾後脫屑，不斷脫落，又不斷發生。

治療

1.曲池、血海處操作方法同前。

2.在脛骨內側髁後下方凹陷處（陰陵泉）進針刀，刀口線與下肢縱軸平行，針體垂直進針部位皮膚，刺入1～2公分，橫行剝離2～3下，速度宜快。

3.配合使用達克寧霜，注意個人、家庭及集體衛生，勿與他人交叉使用日用品。

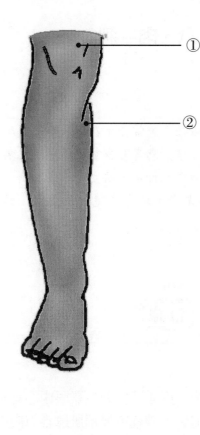

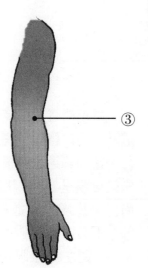

①血海
②陰陵泉
③曲池

六十八、肉　刺

病症　肉刺又叫「雞眼」，常發生在腳底受壓或摩擦處。初期為一環形硬結，患者有腳墊肥厚感，逐漸出現疼痛，並進行性加重。行走、站立時疼痛加劇，觸之堅硬如釘，表面光滑，境界清楚，呈黃色，約0.5～1.0公分。

治療

常規消毒，局麻後，用4號針刀在雞眼中心垂直進針，刀口線與足底血管、神經或局部肌纖維方向平行，當刀鋒達肉刺根部有鬆軟感時，開始在雞眼根部先縱後橫呈「＋」狀切割，然後將針刀提出至肉刺四周健康皮膚邊緣進針刀，達根部做環狀切割數刀出針。不必把雞眼剔除，壓迫止血、包紮。

1週左右雞眼可自行脫落修平，個別7天未癒者，可再做1次。

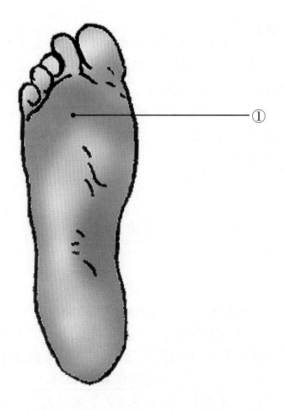

①雞眼處

六十九、濕　疹

病症　　急性期常對稱分佈，可發生於全身各部。在紅斑基礎上有針頭至粟粒大小的丘疹、丘疱疹，瘙癢劇烈。嚴重時融合成片，境界不清，常因搔抓形成點狀糜爛面，有漿液滲出，若未適當處理，可轉為慢性，患部皮膚肥厚，呈苔蘚樣變，有色素沉著或部分色素減退區。

治　療

1.在曲池、血海處進針刀，操作方法同前。

2.在內踝尖上3寸，脛骨內側後緣凹陷處（三陰交）進針刀，刀口線與下肢縱軸平行，針體垂直皮膚刺入約1～1.5公分，縱行剝離2～3下。

3.在膕橫紋中央（委中穴）進針刀，刀口線與下肢縱軸平行，針體垂直皮膚，刺入1公分，縱行剝離2～3下。

4.在脛骨內側髁下方凹陷處（陰陵泉）進針刀，刀口線與下肢縱軸平行，針體垂直皮膚刺入1～1.5公分，縱行剝離2～3下。

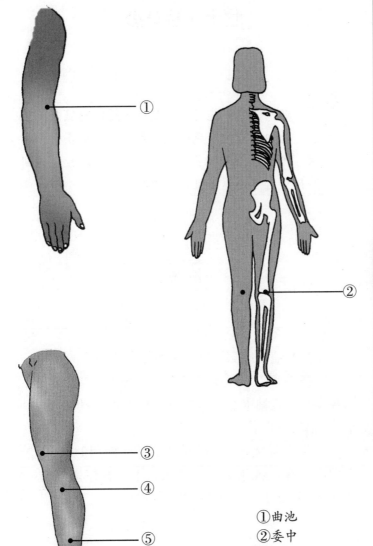

①曲池
②委中
③血海
④陽陵泉
⑤三陰交

七十、蕁麻疹

病症　　起病較急，先有皮膚瘙癢，隨即起風團，呈鮮紅色、蒼白色或皮膚色，大小不一，形態多樣，此起彼伏，可因搔抓而增多，融合成片，持續數分鐘到數小時後可自然消退，且不留疤痕。

治療

1.在曲池、血海進針刀，操作方法同前。

2.在 T_7 棘突凹陷旁開 1.5 寸（膈俞）進針刀，刀口線與脊柱縱軸平行，垂直皮膚刺入 0.5～0.8 公分，縱行剝離 2～3 下。

3.在 T_2 棘突下凹陷旁開 1.5 寸（風門）進針刀，刀口線與脊柱縱軸平行，針體與下段脊柱呈 60°角刺入 0.5～1 公分，縱行剝離 2～3 下。

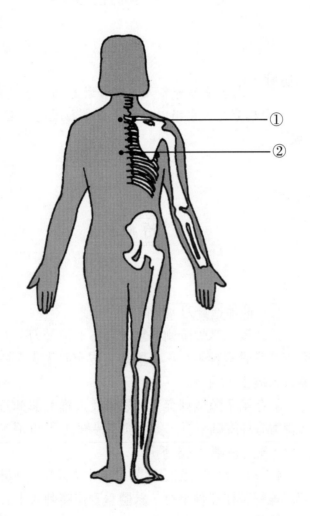

①風門
②膈俞

七十一、尋常性痤瘡

病症 　患者多為青年人，好發於顏面、上胸和背部，對稱分佈，皮損以粉刺、丘疹和膿疱為主要症狀。

治療

1. 在曲池進針刀，操作方法同前。

2. 在第二掌骨橈側中點（合谷）進針刀，刀口線與第二掌骨縱軸平行，針體垂直皮膚刺入 0.5 公分，縱行剝離 2～3 下。

3. 在第 7 頸椎棘突下凹陷處（大椎）進針刀，刀口線與脊柱縱軸平行，針體與下段脊柱呈 60°角刺入 1 公分，縱行剝離 2～3 下。

4. 在 L2 棘突下凹陷旁開 1.5 寸（腎俞）進針刀，刀口線與脊柱縱軸平行，針體垂直皮膚刺入 1 公分，縱行剝離 2～3 下。

5. 在三陰交處進針刀，操作方法同前。

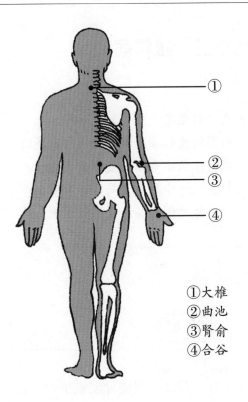

①大椎
②曲池
③腎俞
④合谷

□神奇小針刀療法　第二部分／病症治療

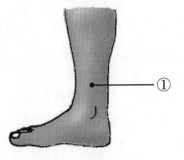

①三陰交

七十二、銀屑病

病症　　原發損害為粟粒至綠豆大小紅色丘疹，上覆多層銀白色鱗屑，周圍輕度紅暈，剝除鱗屑露出半透明膜，刮破薄膜出現露珠狀出血點，皮疹出現後可不斷擴大並增多，形態多樣，少數患者局部都有滲出，好發於全身各部，以四肢伸側為甚，慢性經過，易於復發。

治療

1.在曲池處進針刀，刀口線與橈骨縱軸平行，針體垂直局部皮膚刺入 1 公分，剝離 2～3 下。

2.在血海處進針刀，刀口線與下肢縱軸平行，針體垂直表皮加壓刺入，深達股骨內側骨膜，約 3.5～4.0 公分，剝離 2～3 下，出針。

3.在 T_3 棘突下凹陷左右旁開 1.5 寸（肺俞穴）進針刀，刀口線與脊柱縱軸平行，針體垂直皮膚表面刺入 1～1.5 公分，剝離 2～3 下，出針。

一般地，進行期宜用橫行剝離法，速度宜快；靜止和退行期，宜用縱行剝離法，速度宜慢，5 天治療一次，3 次為一療程。

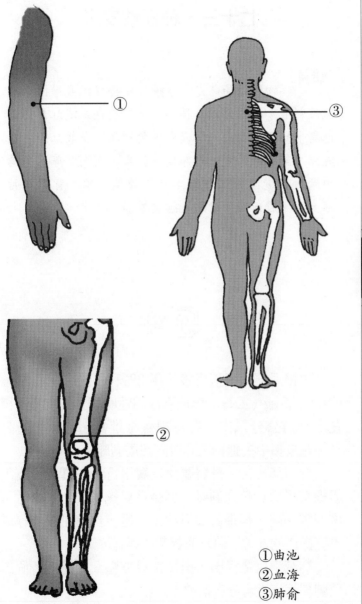

□神奇小針刀療法　第二部分／病症治療

①曲池
②血海
③肺俞

七十三、神經性皮炎

病症　　初發時局部先有瘙癢，由於搔抓或摩擦等機械性刺激，出現針頭或稍大的正常皮色或淡紅，褐黃色扁平丘疹，表面光滑或有少量鱗屑，多數丘疹密集成片，呈苔蘚樣變，患部皮膚乾燥，浸潤肥厚，脊溝明顯，自覺陣發性瘙癢。好發於頸、項、背部、肘窩、腰、股內側、會陰、陰囊等部。

治療

　　皮損局部常規消毒後，用 2% 利多卡因 4 ml 加強的松龍 25 mg（公絲）作皮下浸潤性麻醉。如皮損面積在 5 平方公分以內，在皮損邊緣進針超過 6 平方公分，在皮損中央進針，然後向四周剝離。

　　針刀進皮後，針體要與皮膚平行，在真皮和皮下組織交界處行疏通剝離，對結締組織纖維化較重者可做適當切開，但進針口只能是一處，對有血管神經或不宜操作的部位可將皮膚提起後操作。

　　為減少組織滲出，術後常規加壓 3 分鐘。多個部位神經性皮炎可分次治療。

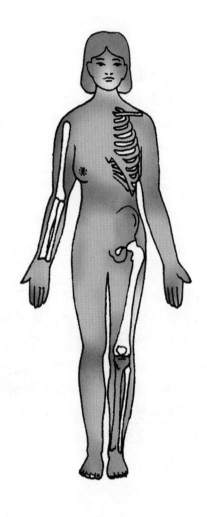

於皮損點進針

七十四、腋 臭

病症 　腋窩的大汗腺分泌汗液臭味明顯，其汗液可呈黃、綠、紅或黑色，是身體大汗腺分泌中含有一種特殊氣味的丁異酸戊酯而引起的病症，俗稱狐臭。

治療

　　充分暴露腋部，備皮，局部常規消毒，鋪洞巾，在腋部梭形窩的腋毛區內局麻，選好兩點進針刀，針體與皮膚夾角15°～20°之間，深度達真皮層與淺筋膜之間，做扇型鏟剝，兩點交叉進行，覆蓋腋毛邊緣外1公分。針刀治療後立即用消痔靈注射液 20 ml（公撮）均勻注射至手術部位。藥物注射後，用手指壓迫針眼，充分按揉，使之彌散、浸潤。術後注意觀察有無感染、出血傾向。

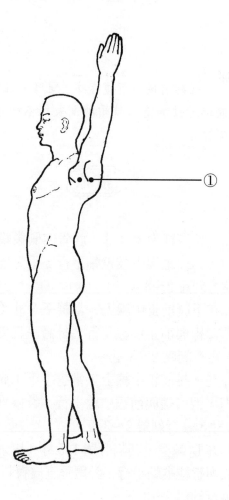

□神奇小針刀療法　第二部分／病症治療

①進針點

七十五、痛 經

病症　經期前後，下腹疼痛，呈陣發性絞痛，痙攣性，或進行性加重。持續時間長短不一，多於 2～3 天後緩解。

治療

1. 在足內踝尖上 3 寸，脛骨內側後緣（三陰交）進針刀，刀口線與下肢縱軸平行，垂直皮膚刺入 2 公分，縱行剝離 2～3 下。

2. 在下腹前正中線上，當臍下 3 寸（關元）進針刀，刀口線與前正中線平行，針體垂直皮膚刺入 2 公分時，縱行剝離 2～3 下。

3. 在下腹前正中線上，當臍中下 1.5 寸（氣海）進針刀，刀口線與前正中線平行，針體垂直皮膚刺入 2 公分寸，縱行剝離 2～3 下。

4. 在 L_2 棘突下凹陷旁開 1.5 寸（腎俞）進針刀，刀口線與脊柱縱軸平行，針體垂直皮膚刺入 2～3 公分寸，縱行剝離 2～3 下。

5. 在 T_9 棘突下凹陷旁開 1.5 寸（肝俞）進針刀，刀口線與脊柱縱軸平行，針體垂直皮膚刺入 1.5～2.5 公分，縱行剝離 2～3 下。

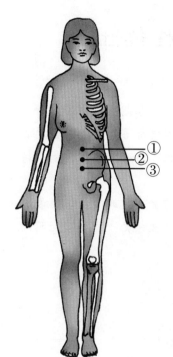

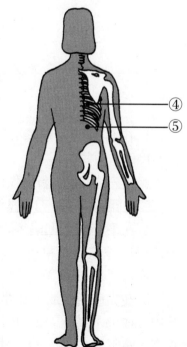

①臍中
②氣海
③關元
④肝俞
⑤腎俞

七十六、功能性子宮出血

病症　　無排卵型功血多發於青春期及更年期婦女，其特點是月經周經、經期、經量都不正常。半數患者先有短期停經，然後發生出血，出血量往往較多，持續長達月餘不能自止。

排卵型功血多發于育齡婦女產後或流產後，表現為月經規律。但週期縮短，月經頻發，經期流血時間延長，可長達 10 天以上。

治療

1. 在 L_2 棘突下凹陷旁開 1.5 寸（腎俞）處進針刀，操作方法同前。

2. 在三陰交處進針，操作方法同前。

3. 在關元穴進針刀，操作方法同前。

4. 在 T_7 棘突下凹陷旁開 1.5 寸（膈俞）進針刀，刀口線與脊柱縱軸平行，針體垂直皮膚刺入 1～1.5 寸，縱行剝離 2～3 下。

5. 在髕底內側端上 2 寸，當股四頭肌的內側頭隆起處（血海）進針刀，刀口線與下肢縱軸平行，針體垂直皮膚刺入 2～3 公分，縱行剝離 2～3 下。

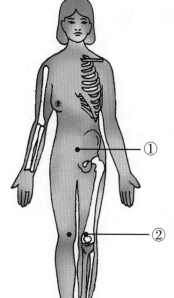

①關元
②血海

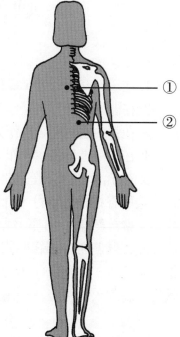

①膈俞
②腎俞

七十七、閉 經

病症 女性年過 18 歲，月經尚未來潮或者女性在建立了正常的月經週期後，停經 6 個月以上者。

治療

1. 在三陰交進針刀，操作方法同前。
2. 在關元進針刀，操作方法同前。
3. 在腎俞進針刀，操作方法同前。
4. 在血海進針刀，操作方法同前。
5. 在 T_{11} 棘突下凹陷旁開 1.5 寸（脾俞）進針刀，刀口線與脊柱縱軸平行，針體垂直皮膚刺入 1.5～2.5 公分，縱行剝離 2～3 下。
6. 在髖韌帶外側緣凹陷處下 3 寸，脛骨旁開 1 橫指（足三里）進針刀，刀口線與下肢縱軸平行，針體垂直皮膚刺入 2～3 公分，縱行剝離 2～3 下。

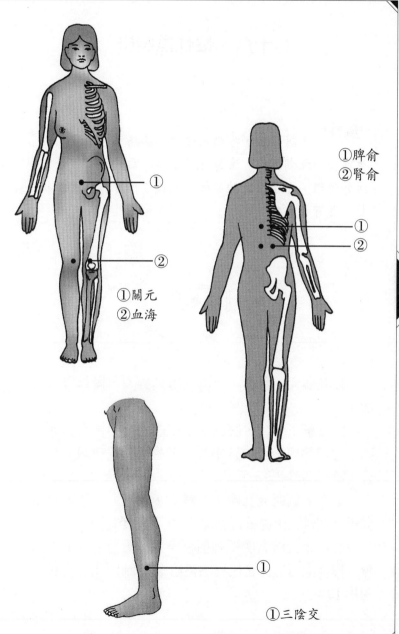

①脾俞
②腎俞

①
②

①關元
②血海

①三陰交

七十八、慢性盆腔炎

病症 下腹墜脹、疼痛及腰骶部疼痛，在勞累，性生活後和經期加劇，常伴月經不調，白帶增多，子宮活動受限，在子宮及輸卵管一側或雙側可能觸及囊狀物，並有輕壓痛。

治療

1. 在關元、腎俞、三陰交處進針刀，操作方法同前。

2. 在臍下 4 寸，腹部前正中線上（中極穴）進針刀，刀口線與前正中線平行，針體垂直皮膚刺入 2 公分，縱行剝離 2～3 下。

3. 在 8 個骶後孔處（八髎穴）進針刀，注意避開神經，在骶孔由緣縱行剝離 2～3 下速度宜慢。

4. 如果確診有明顯細菌感染者，應配合抗生素治療。慢性期可以配合使用胎盤組織液 2ml，1 日 1 次，連用 10 天。

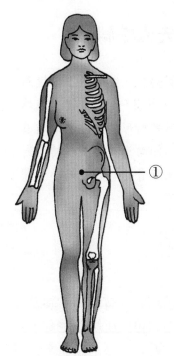

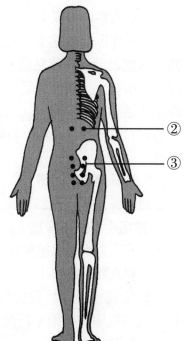

①關元
②腎俞
③八髎穴

七十九、小兒先天性斜頸

病症　嬰兒出生後，在一側胸鎖乳突肌內，可摸到梭形的腫塊，質硬而較固定，約3～4個月後，腫塊逐漸消失而發生攣縮，出現斜頸畸形。並隨年齡增長而逐漸加重，主要表現為頭頸傾向患側，而臉轉向對側並後仰，五官不對稱，患側顱骨發育扁平而小，頸胸椎出現代償性側彎，雙肩不平。

治療

1.對起點的治療：

患兒側臥患側在上，在起點處及有壓痛、硬結、條索處進針刀。在起點處，刀口線與肌纖維垂直，深達骨面後，上下切割數刀，出針刀，壓迫止血；在有條索、硬結、壓痛處，刀口線與肌纖維平行，縱行切開條索和硬結後，先縱行剝離，再橫行剝離2～3下，出針。

2.對肌腹部的治療：

體位同上，在胸鎖乳突肌下段的條索、硬結處取3～4點用手將肌腹捏起，針體與體表呈15°～20°斜行刺入，刀口線與肌纖維平行，用通透剝離法。

3.對止點的治療：

體位同上，在止點處的痛點，或條索處定2～3點，刀口線與肌纖維平行刺入，深達乳突骨面，用縱行切開剝離法。

一般 6 個月以內的患兒不用針刀治療。僅用輕柔手法加姿勢矯正；5 歲以下的患兒行針刀治療需配合麻醉的痛；而 5 歲以上的患兒，在針刀治療次數增加的同時，還需對頸、胸椎的側彎畸形進行矯正。

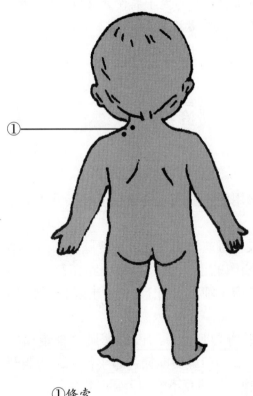

①條索

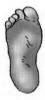

八十、小兒膝內翻

> **病症**
> 　1歲以上的小兒，雙下肢伸直或站立時，兩膝之間形成空隙，嚴重者近似「0」型。

治療

　　針刀治療適用於年齡在6周歲以下，未患過小兒麻痺症者。

　　讓患兒下肢伸直並稍加固定，在雙膝關節內側副韌帶處，關節間隙的上、下緣各選一點作為進針刀點。常規消毒皮膚、鋪巾，用1％利多卡因2～3ml局部麻醉。

　　針刀沿麻醉方向刺入，刀口線與肌纖維走向平行，直達骨面，使刀口線與關節邊緣平行，做切開剝離2～3刀快速拔出。注意不要刺入關節腔。

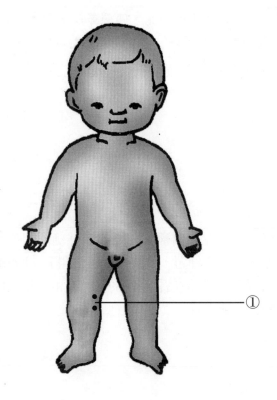

①關節間隙上下進針點

八十一、小兒膝外翻

病症
　　1歲以上的小兒，膝關節以下向外翻轉，股骨下面關節向外傾斜，雙下肢伸直或站立時，兩足內踝分離而不能併攏，嚴重者近似「X」型。

治療

　　體位同小兒膝內翻，在膝關節外側副韌帶稍上緣的關節間隙處進針刀，沿關節間隙切開 2～3 刀即可。

　　治療時，必須在踝關節外側上緣和大腿上段外側緣墊好棉花或海綿。

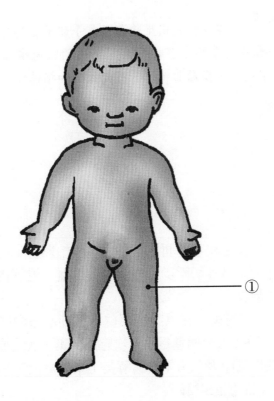

①

①膝關節外側副韌帶稍上為進針點

八十二、小兒先天性屈指肌攣縮

病症　在新生兒出生後即可見手部呈屈曲畸形，至2～5歲時手指也不能伸直。不同的肌肉攣縮產生程度不同的手指屈曲畸形。有先天性和損傷性之分。

治療

1.首先在掌側面屈指肌近端開始鬆解，用毫針刀將屈指肌纖維切斷少許並從骨面剝離。鬆解後立即行手法治療。

2.1週後，在原手術部位沿屈指肌方向向遠端移動0.5～1公分處進行第2次鬆解，第3次治療一般可達掌指關節處，第4次鬆解第1指間關節，第5次在第2指間關節鬆解。

3.每次針刀術後立即進行手法治療，使患指伸直。達到最大可能的伸直位，用紗布包紮1週。

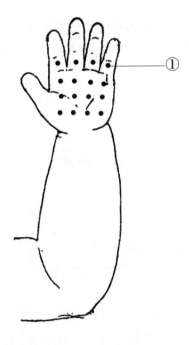

①進針點

八十三、嬰幼兒慢性腹瀉

病症　患兒腹瀉遷延不癒，精神萎靡，食慾低下，消瘦，貧血，多種維生素缺乏，以慢性營養紊亂症狀為主。

治療

　　1.若在第 1 胸椎至第 5 腰椎脊柱反應區找到陽性壓痛點，條索、結節，用毫針刀在該處進行鬆解，切開、剝離。

　　2.在第 2～5 指掌側，第 1 指間關節的中央（四縫穴）進針刀，切開剝離，擠出少量黃白色透明樣黏液或出血。

　　3.忌長期濫用抗生素，調整飲食，糾正營養不良。可配合中藥黨參 5 克，白朮 5 克，茯苓 5 克，炙甘草 3 克，河子肉 3 克，生薑 1 片，紅棗 1 枚。水煎服，1 日 1 劑，分 2 次溫服。

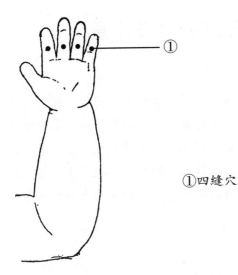

①四縫穴

□神奇小針刀療法　第二部分／病症治療

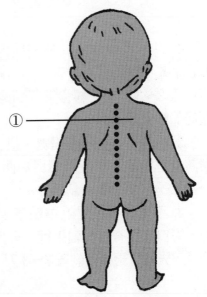

①脊柱反應區

八十四、上瞼下垂

病症 在向前方注視時上瞼緣遮蓋角膜上部超過角膜的 1/5。輕者不遮蓋瞳孔，只影響外觀；重者部分或全部蓋瞳孔，影響視功能。為了克服上瞼下垂，患者常緊縮額肌，藉以提高上瞼位置，從而導致額皮橫皺，眉毛高豎，對側瞼裂加寬，若雙瞼下垂，患者常仰首視物。

治療

1. 以指將眼球推於外側固定，在目內眥角內上 0.1 寸處（睛明）進針刀，刀口線與肌纖維平行，垂直刺入 2～3 公分。緩慢縱行剝離 2～3 刀，出針，指壓局部數分鐘以止血。

2. 在眉毛內側端凹陷處（攢竹）進針刀，刀口線與該處眶切線平行，針體與額面呈 45°角斜向下刺入 1～2 公分，緩慢縱行剝離 2～3 下。

3. 正坐平視，眉毛中點直上 1 寸（陽白）進針刀，刀口線與脊柱縱軸平行，針尖斜向下刺入 1～1.5 公分，先縱行再橫行剝離 2～3 刀。

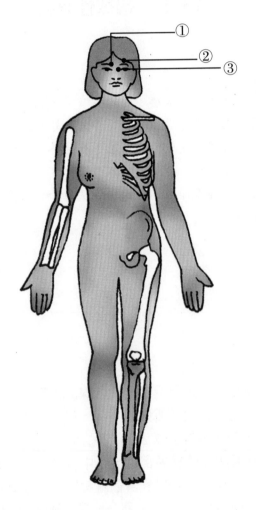

①攢竹穴
②陽白
③睛明穴

□神奇小針刀療法　第二部分／病症治療

八十五、過敏性鼻炎

病症

　　發病時，鼻癢，連續打噴嚏、流大量水樣清涕。有時還伴有眼結膜，上腭部甚至外耳道部奇癢。患者常有鼻塞和嗅覺減退現象，多於早、晚加重。日間及運動後好轉，全身症狀不明顯。

發病有明顯的季節性，與周圍環境特異性過敏原的消失有密切關係。

治療

　　1.在臉部，兩眉毛內側端聯線的中點處（印堂）進針刀，刀口線與額肌纖維平行，從上向下沿皮刺入0.5～1公分，縱行剝離2～3刀。

　　2.在耳尖聯線與頭部前後正中線的交點（百會）進針刀，刀口線、針體與身體縱軸平行，達骨面後，向後，向前各刺入0.5～1公分，縱行剝離2～3刀。

　　3.在前髮際中點直上1橫指（上星）進針刀，刀口線與身體橫軸平行，針體與該處顱骨切線平行刺入0.5～1公分，縱行剝離2～3下。

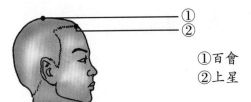

①百會
②上星

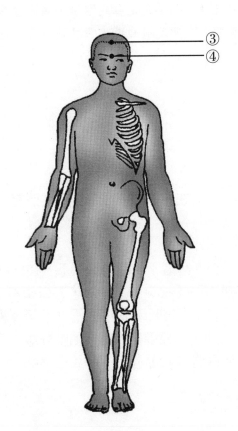

③上星
④印堂

□神奇小針刀療法　第二部分／病症治療

八十六、慢性咽炎

病症

　　咽部有灼熱、乾燥、微痛、異物感及痰黏感等不適，常愛以咳嗽清除分泌物，而後感症狀緩解。患者在晨起清除分泌物時，常有作嘔不適。檢查咽反射亢進、咽黏膜充血或增厚、咽後壁淋巴濾泡增生或腫脹，或咽反射減退、咽黏膜菲薄、乾燥。

治療

　　1.若在第1、2、3頸椎脊柱區有壓痛、條索或結節等陽性反應物者，在陽性點進針刀，緩慢鬆解、切開、剝離。

　　2.在患者不說話的情況下，在結喉兩側，胸鎖乳突肌點間（扶突）進針刀，刀口線與人體縱軸呈45°角，斜向上方刺入1～2公分，小幅度縱行和橫行剝離2～3下。注意進針刀時行加壓分離，把神經和血管擠壓到兩側方可刺入。

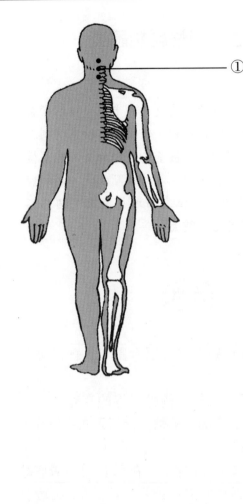

①壓痛點
②扶突

八十七、慢性扁桃體炎

病症　患者常有急性發作病史，而平時多無明顯自覺症狀，部分患者訴咽內發乾、發癢、異物感，刺激性咳嗽、口臭等輕微症狀。檢查扁桃體和腭舌弓呈慢性充血，隱窩口可見黃、白色乾酪樣點狀物。扁桃體或增生肥大，或已縮小，但表面可見瘢痕，凹凸不平，患者下頜角淋巴結常腫大。

治療

1. 若在頸椎脊柱區有陽性反應點，在此處進針刀，緩慢鬆解、切開、剝離。

2. 在拇指指甲底部與橈側緣引線的交點處（少商）進針刀，刀口線與拇指縱軸平行刺入 0.5 公分，出血。

3. 拇食指張開呈「八」字形，在第 1、2 掌骨底結合部與指蹼緣連線的中點處進針刀。刀口線與拇收肌肌纖維平行，垂直刺入 1～1.5 寸，先縱行再橫行剝離 2～3 刀。

4. 伴發熱者，在 C_7 棘突下凹陷處進針刀，刀口線與身體縱軸平行，垂直刺入 1.5～2 寸，先縱行再橫行剝離 2～3 刀。

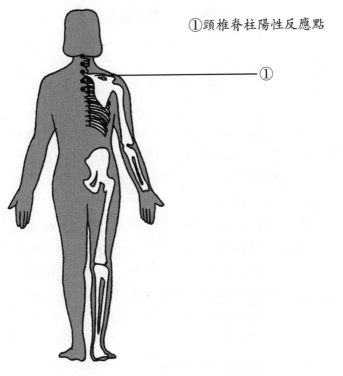

①頸椎脊柱陽性反應點

□神奇小針刀療法　第二部分／病症治療

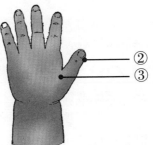

②少商
③進針點

八十八、麥粒腫

病症

　　患部紅、腫、熱、痛為急性炎症的典型表現。

　　內麥粒腫的炎症浸潤被限制在瞼板腺內，腫脹局限、有硬結、疼痛和壓痛，結膜面局限性充血腫脹，2～3日後形成黃色膿點，可向結膜囊內潰破，潰破後炎症即逐漸消退。

　　外麥粒腫的炎症反應集中在睫毛根部的瞼緣處，初起時紅腫範圍瀰散。但可觸及有明顯壓痛的結節、疼痛劇烈。2～3天後，局部皮膚出現膿點，硬結軟化，可自行潰破排膿，炎症即逐漸減輕，直至消退。

治療

　　1.在紅腫局部消毒後，用針刀斜向刺入膿腫或硬結處2～5公釐。先切開剝離，然後縱行和橫行剝離1～2刀，大者深刺，膿已成者可用針刀從瞼內側刺膿點，使膿液流出。

　　2.將耳廓向前捲折，在耳廓上端頂尖處扎針刀，點刺出血即可。

　　3.在眉梢與目外眥之間，向後約一橫指的凹陷處（太陽）進針刀，刀口線與此處神經血管平行，刺入1～1.5公分後，快速縱行切2～3刀。

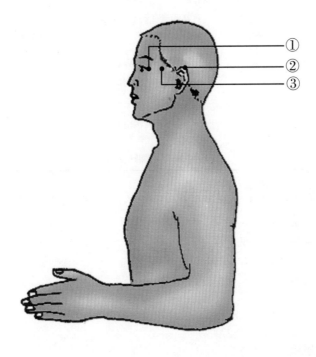

①病變處
②耳尖
③太陽

國家圖書館出版品預行編目資料

神奇小針刀療法／韋 丹 趙 焰 主編
——初版，——臺北市，品冠文化，2006〔民95〕
面；21 公分，——（傳統民俗療法；15）
ISBN 957-468-474-1（平裝）
1. 民俗醫療　2. 中西醫結合治療
418.992　　　　　　　　　　　　　95009909

神奇小針刀 療法

ISBN 957-468-474-1

主　　編／韋　　丹　趙　焰
責任編輯／譚　學　軍
發 行 人／蔡　孟　甫
出 版 者／品冠文化出版社
社　　址／台北市北投區（石牌）致遠一路 2 段 12 巷 1 號
電　　話／（02）28233123・28236031・28236033
傳　　眞／（02）28272069
郵政劃撥／19346241
網　　址／www.dah-jaan.com.tw
E-mail／service@dah-jaan.com.tw
承 印 者／高星印刷品行
裝　　訂／建鑫印刷裝訂有限公司
排 版 者／弘益電腦排版有限公司
授 權 者／湖北科學技術出版社
初版 1 刷／2006 年（民 95 年）8 月

定　價／200 元

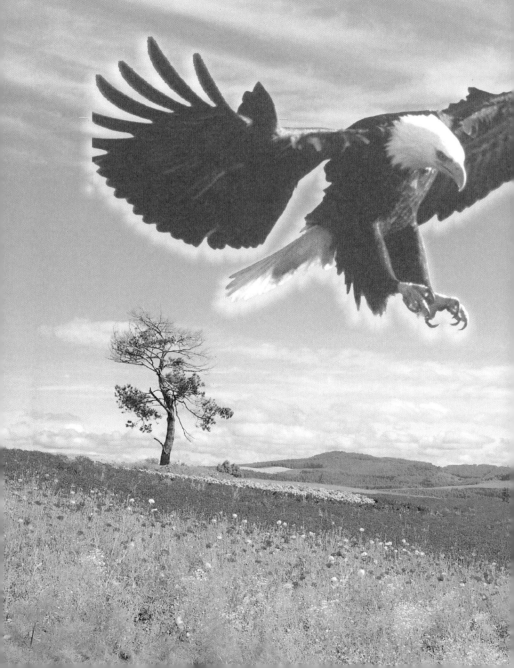

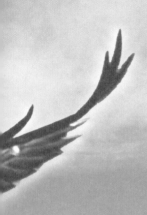

大展好書　好書大展
品嘗好書　冠群可期